의료기기 품질관리:
점검 프로그램 개발과 점검절차

Medical Equipment Quality Assurance:
Inspection Program Development and Procedures

J. Tobey Clark, Michael Lane, Leah Rafuse 지음
이 정 율 옮김

의료기기 품질관리:

점검 프로그램 개발과 점검절차

Medical Equipment Quality Assurance:

Inspection Program Development and Procedures

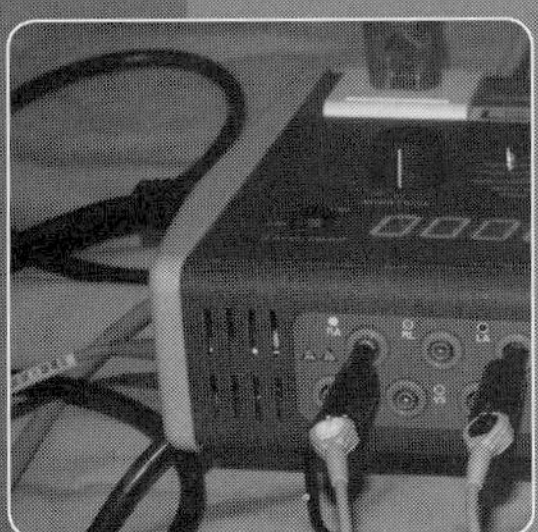

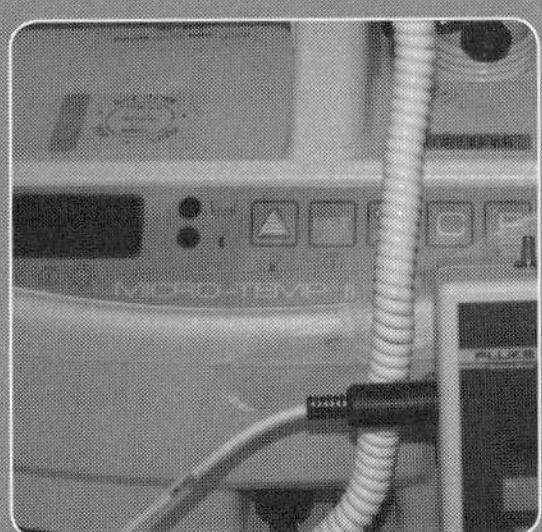

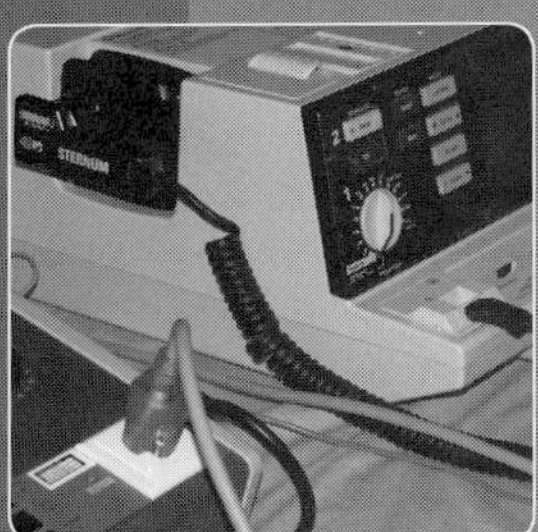

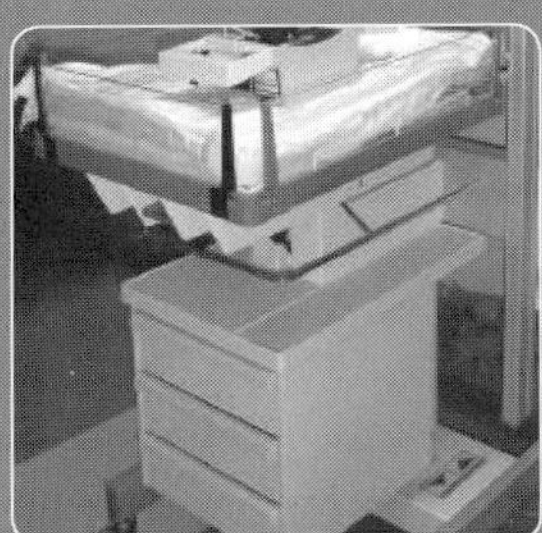

저자 |

J. Tobey Clark

Director, Instrumentation & Technical Service,
Faculty, Biomedical Engineering/School of Engineering

Michael Lane

Associate Director, Instrumentation & Technical Services

Leah Rafuse

Clinical Engineer, Instrumentation & Technical Services

역자 |

이정율

전) 삼성의료원 삼성서울병원 의공학과 재직
현) 대한의공협회 정회원
현) 한국의공학실무조직(MEASK) 카페 운영자
현) 성균관대학 삼성창원병원 의공과 재직
저서: 알기쉬운 의료기기학(2009, 여문각)

의료기기 품질관리:
점검 프로그램 개발과 점검절차

지은이 | 이정율
발행 | 2011년 6월 8일
발행인 | 장석태
발행처 | 도서출판 여문각
주소 | 서울시 서대문구 충정로 3가 277번지
전화 | 02) 362-2927, 363-6145
팩스 | 02) 393-3323
등록번호 | 9-62, 1975.5.7
홈페이지 | www. rmgp.co.kr
ISBN | 978-89-85176-69-9

도서가격 35,000원

파본은 교환해 드립니다.

최근 들어, 국가적으로 의료기기산업의 신성장동력 산업지정과 함께 각가지 지원 정책이 쏟아져 나오고 있다. 이러한 분위기와 함께 여러 대기업에서도 의료기기 관련 분야의 성장가능성에 대한 인식변화로 많은 참여가 이루어지고 있는바 앞으로의 의료기기 산업의 발전은 누구나 예견할 수 있을 만큼 자연스러운 미래상으로 다가와 있다.

이러한 시대적 흐름과 더불어 각종 산업에서의 최신 기술이 융합되어 만들어지는 의료기기의 기술적 고도화는 과거에는 다소 관심 밖의 영역이었던 의료기기의 안전 관리분야를 관심의 영역으로 이끌게 되었는데, 이는 요즘 의료계의 화두로 떠오르고 있는 JCI 인증제나 보건복지부에서 주관하고 있는 의료기관 인증제에서 의료기기를 관리할 수 있는 자격을 갖춘 이가 의료기기를 안전하게 체계적으로 관리하고 있는가가 평가 기준에 포함된 것으로도 가늠할 수 있다.

그러나 아쉽게도 국내 의료기관에서의 의료기기 안전관리에 대한 현실은 인력 부족과 제도적 미비 때문에 갈 길이 멀어만 보인다. 실제로 대형병원을 제외한 많은 중, 소형 의료기관에서는 체계적인 교육을 이수하고, 일정한 자격을 갖춘 전문가가 다뤄야 하는 의료기기의 안전관리를 거의 제조, 판매 업체에 의존하고 있다. 그리고 사용자 측면에서의 의료기기 안전관리를 위한 법률적 강제 규정이나 제도가 아직 마련되어 있지 않아, 잠재적인 의료기기 관련사고 발생위험이 대단히 큰 실정이다.

이에 역자는 의료기기 관리에서 우리나라보다 앞서 있는 선진국의 실질적인 의료기기의 안전관리 방법에 대한 정보를 제공하여 국내 의료기기 발전에 미력한 힘을 보태고자 이 책을 번역하게 되었다. 이 책을 통해 의료기기의 안전관리가 필요한 의료기관, 의료기기 실무적 안전관리에 종사하는 실무자분들, 의료기기 인허가 및 품질관리 분야에 종사하시는 분들, 의료기기관련 학과에 다니는 학생들에게 실질적인 도움이 되길 바란다.

마지막으로 이 책이 나오기까지 애써주신 여문각 장석태 사장님 이하 관계자분들께 진심으로 감사의 말씀을 드리며, 무엇보다도 이 책의 존재를 알려주신 영남대 의료기기 임상시험센터 이준하 교수님께 지면을 빌어 깊은 감사의 말씀을 전하고 싶다.

책을 쓴다는 핑계로 아들로서, 가장으로서의 역할을 다소 소홀했지만, 언제나 조건 없이 역자를 믿고 지원해주시는 부모님, 사랑하는 나의 아내, 그리고 이 세상 무엇과도 바꿀 수 없는 천사 같은 딸들에게 이 책을 바친다.

2011년 6월
이정율

Chapter 06 | 기기 점검절차 54

Appendix | 여러 기준 181

Chapter 01
서론

본서의 목적은 의료기기 품질보증(quality assurance, QA) 프로그램의 설정과 운영뿐만 아니라 의료기기의 검사(inspection), 예방점검(preventive maintenance), 안전평가(safety evaluation), 성능테스트(performance testing)에 필요한 세부적인 절차를 제공하는 데 있다.

따라서 의료기기 품질보증 프로그램을 설정하고 운영하는 관리책임자와 직접 의료기기를 검사하고 수리하는 전문가에게는 유용한 실행 지침을 제공하며, 의료기기 관련 전공자나 의료기기 품질보증에 관심이 있는 의료기관에서는 의료기기의 품질보증에 관한 명확한 개념을 설정하는 데 도움을 줄 것이다.

의료기기 품질보증은 의료기관이나 의료체계에서 시행하는 전반적 의료기기관리 프로그램의 한 분야로써 하나의 완벽한 프로그램이 되기 위해서는 교정적 유지보수(corrective maintenance, CM)나 수리, 기기제어, 자산관리, 보건의료 관련 기술검토, 교육 그리고 의료기기와 관련된 직접적인 환자 안전 개선 활동 등이 포함되어야 한다.

본서는 다음과 같은 4개의 핵심 사항으로 구성되어 있다.

- 용어 해설
- 프로그램 설정과 운영에 필요한 목적, 방법, 기기정보와 평가기준, 기타 기준 등의 배경정보
- 기기검사, 예방점검, 안전평가, 성능테스트(performance testing)를 위한 일반적 또는 기기별 특수 절차와 양식
- 내용을 이해하는 데 도움이 되는 각종 참고 양식과 표, 도표, 삽화, 사진을 수록한 부록

본서에서는 기기와 관련한 기준이 변함에 따라 높아진 기기의 신뢰성, 불필요한 예방점검, 기기 내부감시기능(self test) 등을 적극적으로 고려하였고, 관련 기준의 세계화에 대한 지속적인 노력에 부응하고자 전기적 안전테스트 참고자료인 IEC 62353과 같은 적용 가능한 국제적 기준을 준용하였다.

- 감사의 말

본서에 많은 도움을 주신 Fluke Electronics Corporation(FEC)에 감사드린다. 본서에 사용한 도표, 삽화, 표, 테스트기기는 주로 FEC에서 제공하였다.

Chapter 02
용어의 정의

예방점검 프로그램을 효과적으로 수행하기 위해서는 먼저 사용하는 용어가 일관성을 유지해야 한다. 따라서 이 장에서는 본서에서 사용하는 용어들의 실용적 정의를 소개한다.

유해사례(Adverse event, AE): 종종 의료기기 사고라고 함. 환자를 돌보는 동안 의도하지 않은 또는 예기치 않은 위험, 손실 혹은 손상을 일으키는 사건이나 환경을 뜻한다.

보정(Calibration): 설정된 측정 기준과 비교하여 기기의 정확도를 결정하는 과정. 기기를 규정된 허용 오차범위 내에서 기준에 맞게 조정하며 정해진 정확도를 맞추기 위해 실시하는 사소한 조정은 보정 과정의 일부로 인정하지만, 전체적인 재조정과 부품교체는 수리로 간주하여 보정 과정에서 제외한다.

Class I 의료기기: 기본적인 절연 외에 접촉 가능한 전도성 부품이나 내부 전도성 부품들이 접지되어 보호되는 의료기기.

Class II 의료기기: 기본적인 절연 외에 전기쇼크를 방지하기 위한 이중절연(double insulation)이나 강화절연(reinforced insulation)을 사용하는 의료기기.

임상의료기기(Clinical equipment): 환자의 진단, 치료, 감시에 사용하는 의료기기. 임상의료기기는 생명유지기기와 비생명유지기기로 구분한다.

임상위험(Clinical risk): 기기가 환자에게 얼마나 침습적인가를 고려한 기기의 임상적 사용과 관련한 위험.

교정적 유지보수(Corrective maintenance): 수리라고도 함. 교정적 유지보수는 기기의 고장원인을 밝혀내어 기기의 고장 난 구성요소를 조정하거나 교체하여 기기를 정상 기능으로 복구시킨다. 교정적 유지보수 후에는 기기의 적절한 작동상태를 확인하기 위한 성능검사(performance inspection)를 실시한다.

기기분류(Device inclusion): 관리대상 품목에 속하는 기기와 그렇지 않은 기기를 결정하는 것. 기기분류의 범주는 크게 임상기기(clinical equipment), 지원기기(utilities equipment), 일반기기(general equipment)로 구분되며, 대부분의 기기는 임상기기로 분류된다.

전기안전테스트(Electrical safety testing): 기기가 전기적으로 마이크로쇼크에 안전한지를 확인하는 테스트. 전기안전테스트에는 접지선저항(ground wire resistance)테스트, 섀시에서의 누설전류테스트, 환자리드선에서의 누설전류테스트가 있다.

기기자산(Equipment inventory): 의료기관에서 사용하는 의료기기들에 대한 기록. 추적 목적으로 관리하는 기기뿐만 아니라 계획된 유지보수를 받지 않은 기기도 포함된다.

추정시간(Estimated time): 계획된 유지보수를 수행하는 데 필요한 시간. 추정시간에는 유지보수 착수에서부터 종결까지의 시간이 모두 포함된다.

예외테스트(Exception testing): 계획된 성능검사(performance inspections) 후 검사에 탈락한 기기만 향후 수리와 조정을 위해 문서로 기록한다. 나머지 기록되지 않은 기기는 사용할 수 있고 안전하다고 추정하며 이와 같은 검사 방법은 많은 기기에 대한 예방점검과 성능검사를 수행할 때 유용하다.

일반기기(General equipment): 임상기기나 지원기기(utilities equipment)로 분류되지 않은 기기.

도입검사(Incoming inspection): 기기의 안전을 확인하기 위한 검사를 진행하기에 앞서 의료기기 일부분에 대해 성능테스트를 수행하는 것.

생명유지기기(Life support equipment): 인체의 기능을 대체하거나 기기의 기능 손실이 즉시 환자의 죽음을 유발하는 의료기기.

유지보수간격(Maintenance interval): 테스트 주기 또는 계획된 유지보수 사이의 기간. 일반적으로 유지보수간격은 기간(예를 들면 6개월마다)으로 나타내지만, 운행시간(예, 10,000시간 당)으로도 나타내기도 한다.

관리대상자산(Managed inventory): 의료기관에서 소유하고 있는 의료기기 중 유지보수가 필요한 기기의 목록.

평균고장시간(Mean time between failures): 기기나 시스템의 평균적인 고장시간. 기기의 신뢰성을 나타내는 지표로 이용된다.

병원감염(Nosocomial infection): 병원에 머무는 동안 걸리는 감염.

성능검사(Performance inspection): 기기의 적절한 동작을 확인하는 절차. 기기는 규제기관, 의료기관, 제조사에서 정한 안전과 성능을 충족시켜야 한다. 성능검사는 기기 종류에 따라 다르며 개별기기마다 테스트의 성격, 방법, 허용작동한계(acceptable operational limits)를 담은 서면 절차를 구비해야 한다. 성능검사는 기기의 최소 사용 전, 수리 이후, 기기의 작동이 이상이 의심되는 경우에 원활한 작동을 보장하기 위해 주기적으로 시행한다.

물리적 위험(Physical risk): 기기의 고장과 관련한 위험.

예방점검(Preventive maintenance, PM): 기기의 고장 위험을 줄이기 위한 정기적 기기점검 절차. 유지보수간격(maintenance interval)은 시간(예, 12개월마다)이나 기기의 운영 사용량(예, 1,000시간)을 기준으로 하여 정할 수 있다. 예방점검은 기기의 지속적이고 원활한 운영을 위해 고안된 것으로서 부품교체, 윤활, 조정작업 등이 포함된다. 사용자가 일반적으로 수행하는 작업은 예방점검에서 제외된다.

문제회피 가능성(Problem avoidance probability): 의료기기의 수리와 유지보수에 관련한 과거자료를 근거로 산정한 기기 고장의 가능성.

절차(Procedure): 효과적인 성능테스트(performance testing)와 예방점검을 완벽하게 수행하는 데 필요한 유지보수 작업.

품질보증(Quality assurance): 제품이나 서비스가 명시된 조건들을 충족하는지를 확인하는 체계적인 과정.

규제 사항(Regulatory requirements): 명시된 규약과 기준에 반드시 부합되어야 하는 특정 기준. 규제 사항은 대부분 국가 기관에 의한 법적 강제성을 띤다.

수리(Repair): 교정적 유지보수라고도 함. 기기 고장의 원인을 찾고 해당 부품을 교체하거나 조정하여 기기를 정상 기능으로 복구시키는 것으로 수리 후 기기를 사용기 전에 기기기가 원활하게 동작하는지의 성능검사를 시행한다.

위험평가(Risk assessment): 발생 가능한 위험을 확인하고 정량화하는 것. 위험평가에는 위험의 정도 정량화하기 위한 수치화된 평가시스템을 사용한다.

위험관리(Risk management): 발생 가능한 위험요소를 명확히 하여 이를 평가하는 과정. 확인된 위험요소로 인한 위험을 최소화시키는 절차로 이루어진다.

기준(Standards): 규약(codes)이라고도 하며 산업계나 전문가, 정부기관에서 합의한 지침문서. 일반적으로 기준의 준수 여부를 평가하기 위해 특정 값을 이용한다.

지원기기(Utilities equipment): 의료기기, 생명유지, 감염관리, 환경, 통신이나 중요한 기반 시스템을 지원하는 기기.

사용자 확인(User checks): 운영자 확인(operator checks)이라고도 한다. 의료기기에 대한 성능을 확인하는 것으로 임상사용자(clinical user)도 수행할 수 있다. 이러한 간단한 확인에는 도구나 테스트기기는 필요 없다.

Chapter 03
위험기반평가를 이용한 의료기기 유지보수 프로그램 설정

유지보수 프로그램의 목표(Goals of the maintenance program)

의료기기 유지보수 프로그램의 목표는 의료기기의 안전성과 정확성 그리고 사용가능성을 보장하는 것이다. 이 프로그램을 통해 주기적으로 기기점검을 시행하면 의료기기의 품질보증(QA)을 달성 할 수 있다. 그리고 주기적 기기점검을 과거에 발생한 문제를 바탕으로 하는 위험기반유지보수간격(risk-based maintenance interval, "위험에 기반을 둔 유지보수 주기"라고도 할 수 있다)을 통하여 설정하면 양질의 비용 효과적인 점검뿐만 아니라 기기와 관련된 문제 감소 등의 효과를 얻을 수 있다.

예방점검(PM)/검사절차는 기기의 유지보수 요건, 위험분류, 기기기능, 사고이력 등에 기반을 두어야 한다. 하지만, 유지보수와 성능검사는 특별히 기기와 관련하여 우발적으로 발생하는 고장을 방지하지는 못하며, 위험성이 낮은 기기의 경우 위험성이 높은 기기와 동일한 주기나 강도(intensity)로 성능을 확인할 필요는 없다.

의료기기 점검을 얼마나 자주 할지를 결정하기 위해서는 사전에 평가해야 한다. 만약 기기를 자주 점검하지 않으면, 다음 유지보수 기간이 되기 전에 고장이 나거나 잘못된 결과가 일어날 수 있다. 반대로 한 기기만을 너무 자주 점검하면, 이는 다른 기기에 사용할 점검 시간을 낭비해 버리는 일이 된다. 따라서 의료기기 관리 전문가는 의료기기의 정기적인 기능검사와 안전에 들이는 시간과 노력의 균형을 맞추어야 한다.

위험기반의 검사주기(Risk-based inspection intervals)

효과적인 유지보수 프로그램을 유지하기 위해서는 반드시 검사주기를 설정해야 한다. 그리고 이와 연계하여 의료기기를 지속적으로 안전하게 사용할 수 있도록 노력해야 한다. 벌몬트 대학에서는 유지보수주기(maintenance frequency)를 설정하기 위해 위험기반시스템을 개발하였다. 기기검사에 필요한 검사주기는 위험, 요건, 실행계획, 이력에 기초하여 설정하며 유지보수전략워크시크에 명기된 기준은 의료기기와 관련된 위험을 식별하는 데 쓰인다.

위험에는 기기의 기능, 실제 사용과 관련한 물리적 위험, 그리고 환자 안전과 관련한 기기 이력 등이 있으며 생명유지기기의 경우 이를 보다 명확하게 구분하여 최우선적으로 조치해야 한다. 위험의 구분 기준은 임상적 기능, 물리적 위험, 문제회피 가능성, 사고이력, 규제 또는 제조사의 필요 요건 등의 5가지 범주로 나누며 개별 범주에 따라 기기마다 점수를 매기고 전체 점수를 더하여 기기형태에 따른 총점을 구하고 이 총점을 바탕으로 기기의 유지보수 전략을 설정한다. 총점이 13 이상이면 6개월마다, 9~12사이면 12개월마다 점검하고, 8 이하면 기기의 임상적 적용에 따라 2년에 한 번 점검하거나 아예 점검계획을 세우지 않아도 된다.

이렇게 설정된 프로그램을 통해 우리는 기기의 고장시간을 줄임으로써 환자치료활동에 더 많이 집중할 수 있어 환자치료 능력을 보다 향상시킬 수 있다.

위험은 명확할수록 의료기기의 유지보수전략 및 검사, 테스트 관련 사항을 결정하는 데 도움이 되며, 기기를 사용하거나 관리하는 직원을 위한 훈련과 교육 프로그램 개발에 안내자 역할을 할 수 있다.

모든 의료기기는 인도되는 시점에 적격 심사를 받으며, 환자에게 직접 사용하기에 앞서 적절한 훈련과 검사가 이루어진다. 새로운 기기에 대한 위험평가는 기기를 자산목록에 등재하면서 시행하는 도입검사(incoming inspection) 시에 이루어지며 기기에 대한 점검주기가 설정된다. 이후 기기의 유지보수 이력을 정기적으로 추적 관찰하여 유지보수 프로그램의 유효성을 평가한다. 그림 3-1에 이에 대한 과정을 나타내었다.

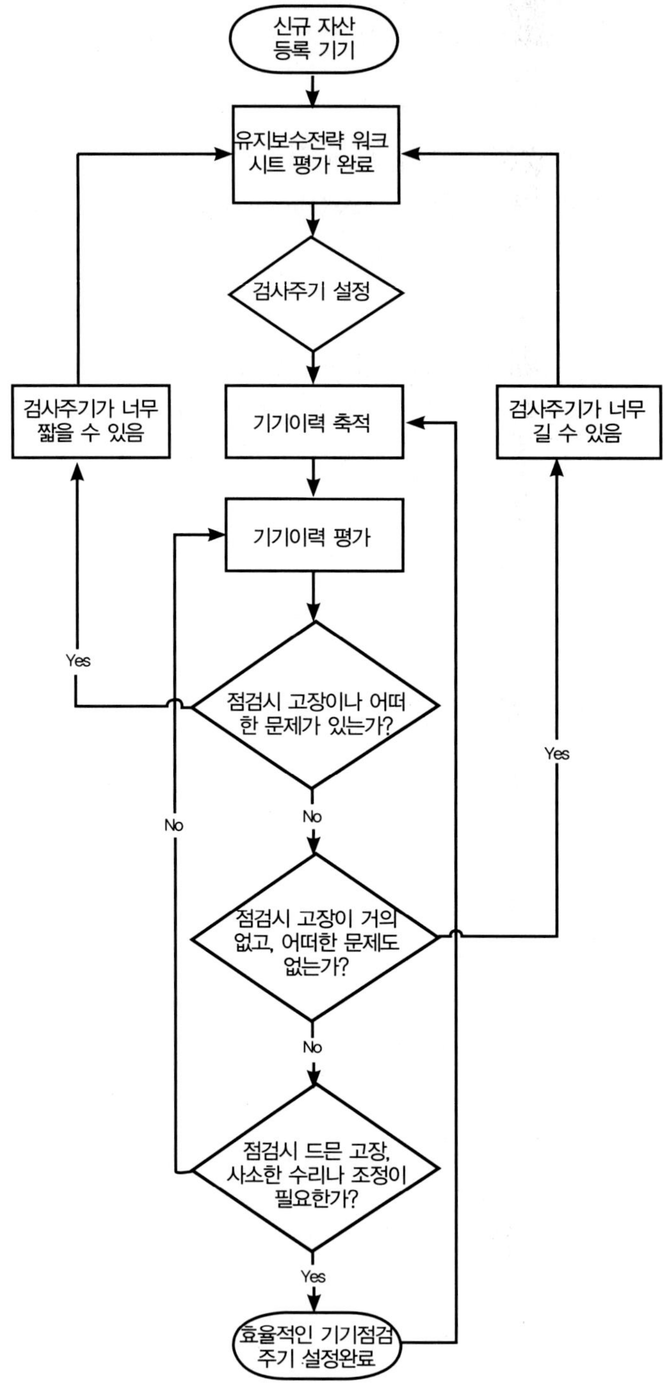

그림 3-1. 위험기반의 검사주기과정

유지보수 전략 워크시트(Maintenance stratege worksheet)
위험기반검사를 위한 평점시스템

대부분의 기기는 이미 점검주기가 평가되어 왔고 분류되어 있다. 따라서 평점시스템은 새로운 기기의 점검주기 설정에 사용한다.

기준 : 각각 범주로부터 하나를 선택한다.	기준점수	취득점수
임상적 기능		
환자와 접촉하지 않음	1	
기기가 환자와 접촉할 가능성이 있으나, 기능은 중요하지 않음	2	
기기가 환자 진단이나 직접적인 감시에 사용됨	3	
기기가 직접적인 환자치료에 사용됨	4	
기기가 생명유지를 위해 사용됨	5	
물리적 위험		
기기 고장으로 인한 특별한 위험이 없음	1	
기기 고장으로 인해 낮은 정도의 위험이 나타날 수 있음	2	
기기 고장으로 인해 부적절한 치료, 오진, 감시기능손상 등이 나타날 수 있음	3	
기기 고장으로 인해 환자나 사용자가 심각한 손상을 당하거나 사망에 이를 수 있음	4	
문제회피 가능성		
유지보수나 검사가 기기의 신뢰성에 영향을 주지 않음	1	
일반적인 기기 고장 양상은 예측할 수 없거나 예측이 어려움	2	
일반적 기기 고장 방식을 예측할 수는 없지만, 기기이력을 통해 기술제공자가 점검하는 동안 기기의 문제를 발견할 수 있음	3	
일반적 기기 고장을 예측할 수 있고 예방점검을 통해 예방할 수 있음	4	
예방점검이나 점검에 대한 특별한 관련 규정이나 제조사의 권고사항이 있음	5	
사고이력		
중요한 이력이 없음	1	
중요한 사고이력이 있음	2	
구체적인 점검 일정에 대한 제조사 /규제요구 사항		
권고나 규제가 없음	1	
검사에 필요한 독립적인 수치평가적 시스템을 요구함	2	
총점:		
검사 지정: 0.0x 0.5x 1x 2x 3x 4x (연간 검사 횟수)		

총점이 13 이상이면 6개월마다 점검하는 것이 적합하다.
총점이 9~12는 매년 점검하는 것이 적합하다.
총점이 8 이하면 기기의 임상적 적용에 따라 이년에 한 번 점검하거나 아예 점검계획을 세우지 않아도 된다.
마취기나 기화기(vaporizers)는 연간 세 번 점검할 것을 권장한다.
가온기와 같은 혈액전달기기는 AABB나 CAP 요건에 따라 연간 네 번 점검해야 한다.

유지보수 전략 과제(Maintenace stratege assignment)

유지보수 프로그램	확인	종료	기타 사항
보증서: 보장범위 첨부			
제조사의 일괄 서비스 계약			
기술서비스제공자(TSP)에 의해 처음 확인되는 제조사 서비스 계약			
기술서비스제공자에 의해 처음 확인되는 CAPP 계약			
기술서비스제공자에 의해 계획된 유지보수와 수리			
병원에 의해 계획된 유지보수와 수리			
사용자만의 유지보수			
고장발생 시에만 기술서비스제공자에 의한 수리			
고장시에만 수행하는 교체			

확인자 : ______________　　　　일자 : ______________

임상적 기능이란 기기가 얼마나 환자에게 침습적인가를 나타내는 것으로 이 범주의 최하위 단계에는 진료용 조명등처럼 환자와 직접 접촉하지 않는 기기가 있고 이 범주의 최상위 단계에는 인공호흡기와 같은 생명유지를 위해 사용되는 기기가 있다.

물리적 위험은 기기가 고장나면 어떤 결과가 나타나는지를 평가하는 것이다. 이 범주의 최하위 단계에 속할수록 기기의 위험 가능성이 낮아지는데 여기에 속하는 기기로는 이경(otoscope) 등이 있다. 이런 기기의 고장은 실제로 어떤 위험을 가져오기보다는 단지 불편함을 준다. 또한 이러한 기기에서 발생하는 고장은 환자 경과에 크게 영향을 미치지 않으며 고장 시 다른 기기로 쉽게 대체하여 사용할 수 있다. 이 범주의 최상위 단계에는 인공호흡기처럼 환자에게 심각한 손상이나 죽음을 유발하는 기기가 포함되며 이러한 기기의 고장은 환자 경과에 심각한 악영향을 끼칠 수 있다.

문제회피 가능성은 의료기기의 수리나 유지보수에 관련된 과거 데이터를 기반으로 한다. 이 범주의 최하위 단계에서는 유지보수나 검사가 기기 신뢰성에 어떠한 영향도 미치지 않으며 최상위 단계에서는 기기의 일반적 고장을 예상할 수 있고 예방점검을 통해 사전에 고장을 예방할 수 있다. 또한 이 문제회피 가능성 범주에서는 예방점검이나 검사에 대한 구체적인 규제나 제조사의 요건이 추가로 포함된다.

기기 사고이력의 범주는 과거 데이터를 기반으로 한다. 이 범주에는 예, 아니오로만 답하는 두 문항이 있으며 만약 기기가 환자를 해한 사고이력이 있으면, 점수가 높고 그렇지 않으면 점수가 낮다.

마지막 범주는 **제조사나 규제당국의 요구사항**이다. 이 역시 예, 아니오로만 답하며 만약 기기에 유지보수와 검사에 대한 특정 요구사항이 있으면, 점수가 높고 그렇지 않으면 점수가 낮다. 다음에 나타낸 도표는 유지보수 전략 워크시트를 통해 구한 기기들의 점수이다.

기기유형	임상적 기능	물리적 위험	문제회피 가능성	사고이력	제조사 / 규제당국의 요구사항	총점	점검주기
Ventilator	5	4	4	2	2	17	6개월마다
Electrosurgical unit	4	4	2	2	1	13	6개월마다
Infusion pump	4	3	2	2	1	12	1년마다
Pulse oximeter	3	3	2	1	1	10	1년마다
Exam table	2	2	2	1	1	8	2년마다

다음의 두 가지 사례를 통해 유지보수 전략 워크시트의 유용성을 확인할 수 있다.

첫 번째 예는 산소포화도측정기(pulse oximeter)이며 두 번째 예는 전기수술기(electrosurgical unit)이다. 먼저 산소포화도측정기는 혈액산소농도를 비침습적으로 측정하는 기기로써 직접적으로 환자감시에 사용되므로 임상적용 범주의 점수는 3점이다. 기기가 고장나면 부적절한 치료를 야기하거나, 환자에게 산소를 원활하게 제공하지 못하여 감시기능이 상실되므로 물리적 위험 범주의 점수는 3점이 된다. 과거 데이터로 산소포화도측정기의 고장을 예측할 수가 없으며, 임박한 문제들은 보통 주기적 검사에서 발견되지 않아 문제회피 가능성 범주의 점수는 2점이 된다. 또한 과거 데이터로는 산소포화도측정기와 관련된 사고이력을 확인할 수 없고 이들 기기의 유지보수와 관련된 특별한 규제가 없기 때문에 사고이력과 제조사/규제당국의 요구사항 범주의 점수는 각 1점이된다. 이를 통해 산소포화도측정기의 총합은 10점으로 이 점수로 이 기기의 경우 매년 점검해야 하는 근거로 이용할 수 있다.

전기수술기는 고주파전류를 사용하여 조직을 자르거나 파괴하는 기기이다. 기기가 환자치료에 직접 사용되기 때문에 임상작용 범주의 점수는 4점이 된다. 기기의 고장이 환자에게 심각한 손상을 일으킬 수 있기 때문에 물리적 위험의 점수는 4점이고 문제회피 가능성 범주의 점수는 2점으로서 이는 과거 자료를 참고했을 때 전기수술기의 고장은 예상하기 어렵고 임박한 문제점들은 보통 주기적인 검사에서 드러나지 않기 때문이다. 사고이력 범주의 점수는 2점으로서, 이는 전기수술기가 환자 사고를 야기한다는 점을 나타내는 것이다. 제조사/규제당국의 요구사항 범주의 점수는 1점으로 이것은 기기를 관리함에 특별한 요구사항이 없다는 것을 의미한다. 전기수술기는 총점은 13점으로 유지보수 전략 워크시트에 따라서 6개월마다 한 번 점검할 필요가 있다.

위의 예에서 볼 수 있듯이, 관련된 위험이 많은 기기일수록 더 많은 점검이 필요하다. 예를 들어, 전기수술기는 위험평가에 기초하여 연간 두 번 점검할 필요가 있지만, 산소포화도측정기는 연간 한 번만 점검해도 무방하다.

참고로 이상 검사한 기기들은 특정 모델이 아닌 통합적 기기형태에 대한 것이고 위험 기준은 기기의 점검주기를 결정하는 도구로써 사용된다. 그리고 만약 같은 유형의 기기라도 모델에 따라 검사나 점검 사항이 다르다면 유지보수 계획을 개별적으로 적용할 수도 있다.

유지보수 프로그램의 유효성 평가 (Evaluating the effectiveness of the maintenance program)

모든 유지보수 프로그램은 프로그램의 유효성 확보를 위해 주기적으로 평가해야 한다. 그리고 의료기기 관리를 위한 성능기준(performance standards)은 의료 기술을 관리하여 의료서비스 비용을 낮추고, 환자와 직원 및 방문객의 안전을 증진하여 진료의 질을 높이려는 병원의 노력을 뒷받침할 수 있어야 한다. 유지보수 프로그램의 유효성을 평가함에 있어 여러 가지 종류의 다른 기기라도 관련된 이력을 쉽게 추적, 활용할 수 있는 전산시스템을 구축하여 사용하는 것이 유용할 수 있다. 유지보수 검사주기는 각종 규정이나 지침사항, 판단근거가 지속적으로 변하기 때문에 매년 재검토 해야 하며 검토 시 이미 시행한 유지보수 이력 자료 분석을 병행해야 한다. 그리고 이런 이력 분석을 용이하게 하기 위해 전산화된 유지보수 관리시스템에 문제 유형에 대한 부호를 선정해야 한다.

벌몬트 대학에서는 기기의 모든 유지보수 작업에 대한 순서가 자동으로 생성되는 시스템을 사용하고 있는데 작업순서는 유지보수 형태에 따라 부호화하고, 작업순서의 형태는 시행한 서비스 형태에 따라 분류하였다. 그리고 유지보수를 위한 작업 순서 유형, 사용자 실수, 발견된 문제 없음, 회수, 성능향상, 다른 위험 범주 등의 정보는 기기문제 요약집을 통해 확인할 수 있으며 정리된 요약집은 안전위원회(Safety Committee)에 보고하는 환자치료와 안전한 환경 개선을 위한 자료에 유용하게 사용할 수 있다.

주기적 성능검사에서 자주 문제가 발견되는 기기나 검사주기 사이에 고장률이 높은 기기는 좀 더 자주 검사해야 하는데, 최근들어서 의료기기의 신뢰성이 향상되어 기능점검 시 문제가 거의 발생하지 않고 있고, 기계적 시스템이 전자적 통제시스템으로 대체되면서 최신 기술이 적용된 기기들에 대해 계획적인 부품교체가 필요없게 되어 자주 검사할 필요가 없어졌다. 예들 들어 마취기(anesthesia machine)의 경우 전통적으로 사용되던 기기적 니들밸브(needle valve) 조합 대신에 전기적으로 통제되는 유량 통제를 사용하기 시작하면서 기기제어가 더욱 정확해졌고 과거 기기시스템에서 쓰이던 부품들을 이상 사용하지 않게 됨에 따라 자주 검사할 이유가 없어져 버렸다.

기능을 테스트하는 동안 발견한 문제뿐만 아니라 다른 유형의 문제들도 추적해야 한다. 재현되지 않는 문제나 기기를 잘 못 사용하여 나타나는 문제는 기기의 올바른 사용을 위한 직원 교육의 필요성을 나타내는 지표로 이용된다. 예를 들어, 환자감시장치가 아무 이상이 없는데도 유지보수 발생 빈도가 높다 면, 적절한 환자감시장치 운영을 위한 직원들의 재교육이 필요하다고 볼 수 있다. 그리고 기기가 함부로 다뤄진 경우에는 직원 교육뿐만 아니라 기기의 보관, 청소 같은 임상적 관리 체계의 변화가 필요하다. 예를 들어 인공호흡기의 튜빙과 필터의 교체처럼 적절한 유지보수로 예방할 수 있는 기기의 고장은 유지보수 계획의 재평가나 부가적인 기술 교육이 필요하다는 것을 나타낸다.

성능기준은 각종 규정에 부합될 뿐만 아니라 명확하고 합리적이어야 하는데 가장 명확한 성능기준의 예로 기능점검완료비율(functional testing completion rate)을 들 수 있다. 벌몬트 대학에서는 임상기기는 95%, 생명유지기기는 100%로 하는 현실적인 기능테스트완료비율을 설정하였다. 그리고 발생한 문제나 기기손상과 관련한 사용오류횟수와 같은 다른 성능기준도 마련되어야 한다.

만약 목표비율이 충족되지 않은 것으로 평가되면, 문제 해결을 위한 실행계획을 마련하여 문제의 근본 원인을 찾아내고 그 문제를 해결하기 위한 단계적 조치를 진행한다. 그리고 이런 계획을 적용한 후에는 진행상태를 지속적으로 확인하고 계획이 효과적인지 아닌지를 평가해야 한다.

Chapter 04
일반적인 과정

자산관리(Inventory control)

품질유지프로그램(quality maintenance program)을 제공하기 위해서는 무엇보다도 보유하고 있는 기기들을 파악하는 것이 중요하다. 이 경우 기기보유자산을 이용하면 유지보수계획을 세우거나, 의료기기에서 발생하는 위험요소를 감시하고 기기 회수나 노후 기기 교체를 결정하는데 도움이 된다.

전산화된 의료기기 관리시스템의 이용 (Using a computerized medical equipment management system)

전산화된 의료기기 관리시스템은 기기의 자산과 유지보수 이력 관리에 유용한 도구로써 다양한 상업용 프로그램들이 시중에 나와 있다. 그러나 어떤 소프트웨어를 사용하든지 간에 다음과 같은 정보는 반드시 추적관리 할 수 있어야 한다.

기기의 기본 정보(Basic device information): 의료기기 관리 소프트웨어는 기기의 기본 정보를 추적할 수 있어야 한다. 그 중 유지관리프로그램의 필수 항목인 기기 유형, 제조사, 모델, 고유번호는 반드시 추적할 수 있어야 한다.

임상적인 사용(Clinical use): 기기의 임상적 사용은 반드시 문서화 되어야 하고 생명유지 기기의 경우는 생명유지기기에 대한 관련 규정이 다를지라도 유지보수 시 우선적으로 점검되어야 한다. 미국의 경우 공동위원회(Joint commission)에서 생명유지에 사용되는 기기는 계획된 유지보수를 100% 지켜야 한다고 규정하고 있다.

위치(Location): 기기를 보유하고 있는 부서나 기기의 실제 위치가 기재된다. 기기 위치는 유지보수를 위해서도 이용되며 유지보수 계획을 부서단위로 나눠 실행할 때도 유용하게 이용된다.

유지보수 이력(Maintenance history): 모든 기기를 대상으로 실시한 계획된 유지보수, 수리, 소프트웨어 업그레이드, 사고조사 등의 기록은 반드시 보관해야 한다. 그리고 서비스 날짜 역시 이 기록에 포함되어야 한다.

작업 부호화(Work coding): 기준설정(benchmarking)과 동향(trending)을 참작하기 위해 기기에 수행하는 유지보수의 유형은 반드시 필요하다. 벌몬트 대학에서는 개별 유지보수 사항에 대한 작업 지시(work order)가 생성되고, 작업지시 유형이 개별 작업 지시에 할당되는 작업 지시 코딩시스템(work order coding system)을 이용하고 있다. 작업 지시 유형에 대한 예를 아래에 나타내었다.

작업 지시 부호화(work order coding)는 유지보수 프로그램의 성공여부를 측정하거나 이를 필요로 하는 영역을 확인하는데 매우 중요하다. 예를 들어 특정 기기에 사용오류에 대한 작업 지시가 많다면, 이는 임상직원들을 대상으로 올바른 기기 사용을 위한 교육의 필요성을 나타내는 것일 수도 있다. 그림 4-1에 사용오류 비율이 높은 기기별 동향 데이터를 이용하는 예를 나타내었다. 여기서의 사용오류 기준이 10% 이상으로써 사용오류가 12%인 체온유지기(hypo/hyperthermia units)를 예로들어 발생한 오류에 대한 자세한 조사를 시행한다.

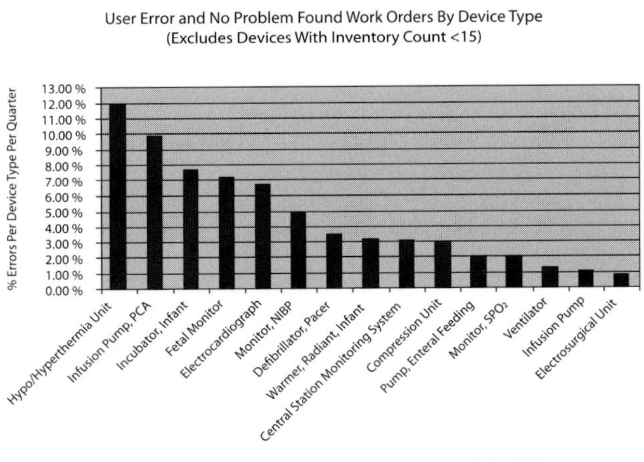

그림 4-1. 분기당 기기종류에 따른 작업지시별 사용오류

교정적 유지보수를 위한 작업 지시 유형 (Work order types for corrective maintenance)

작업 지시 유형	정의
08-REPR-MAINT	튜빙 교체와 같은 유지보수로 예방할 수 있는 기기 고장
09-REPR-RAND	예방할 수 없는 기기 고장.
10-REPR-USR ERR	부적절한 임상적 사용으로 유발된 기기 고장
11-REPR-DAMAGED	과(격)한 사용으로 유발된 기기 고장
12-REPR-NO PROB	보고된 고장이 다시 발생할 수 없음
14-RE-REPAIR	수리 후 30일 이내에 같은 고장이 발생한 기기
18-TR-RAND B	계획된 성능테스트 중에 발견된 사소한 문제
19-TR-RAND C	계획된 성능태스트 중에 발견된 중요한 문제
23-TR MAINT B	계획된 성능검사 중에 발견된, 유지보수로 예방할 수 있었던 사소한 문제
24-TR-MAINT C	계획된 성능검사 중에 발견된, 유지보수로 예방할 수 있었던 중요한 문제
60-PLANNED	계획된 유지보수
57-NOT TESTED	정기 성능검사에서 검사하지 않은 기기
58-FT AFTER 57	정기 검사를 놓친 뒤 성능검사를 받은 기기
63-TR B – NFR	계획된 성능테스트 중에 발견된 사후점검히 필요하지 않은 사소한 문제
64-TR C – NFR	계획된 성능테스트 중에 발견된 사후점검이 필요하지 않은 중요한 문제
65-TR A – NFR	배터리 교체와 같은 계획된 유지보수가 수행되지 않았고, 사후점검이 추가로 필요하지 않음
다른 작업 지시 유형들	
15-INCOMING P	사용전 초기 성능검사에서 탈락한 기기
16-INCOMING F	초기 성능검사에서 탈락한 기기
25-FT ADD P	초기 성능검사를 통과한 이미 사용 중인 기기
26-FT ADD F	이미 사용 하고 있지만 초기 성능검사를 통과하지 못한 기기
27-FT NO ADD P	초기 성능검사를 통과하였지만 자산에는 포함되지 않는 기기
28-FT NO ADD F	초기 성능검사를 통과하지 못하고 자산에도 포함되지 않는 기기
30-PROD ALERT	리콜이나 경보가 발령된 기기
33-RECALL MOD	소프트웨어 업그레이드나 부품교체와 같은 리콜 이행 조치가 끝난 기기
37-INCIDENT INV	기기에 관련한 사고 조사
44-CABIBRATION	교정이 필요한 기기
59-INV DELETE	자산에서 제외된 기기

자산에 포함시킬 기기 결정 (Deciding which devices to put on the inventory)

기기관리시스템의 일부로서 어떤 기기를 관리할 것인지를 결정하는 과정은 이 시스템 성공에 매우 중요한 요인이며 관리하고자 하는 모든 기기는 반드시 평가해야 한다. 벌몬트 대학에서는 기기를 크게 임상기기, 일반기기, 지원기기로 분류하고 임상기기는 다시 생명유지기기와 비생명유지기기로 나눈다. 다른 기기들은 재정적 또는 다른 이유로 자산에 포함되거나 추적할 수는 있지만, 이 과정에서는 제외한다. 임상기기는 환자의 치료, 감시, 진단을 위해 사용하는 기기를 말하며 생명유지기기는 몸의 기능을 대체하는 기기로 만일 환자로부터 기기를 제거할 경우 수분 내에 환자가 사망할 수 있다. 이러한 정의하에서 인공호흡기(ventilator)는 생명유지기기로 구분되지만, 투석기(hemodialysis machine)는 생명유지기기가 아니다. 이는 비록 투석기가 신장 기능을 대체하지만, 기기를 제거해도 환자가 즉시 사망하지 않기 때문이다.

중요한 모든 기기는 기능, 위험, 유지보수의 필요성, 사고이력, 그리고 규정에 따라 평가해야 하며, 개별 기기유형에 대한 평가도 필요하다. 그리고 병원에 신규로 도입되는 기기뿐만 아니라 병원에서 사용하는 모든 기기는 누구의 소유인지에 관계없이 평가해야 한다.

일반적으로 기기는 임상기기로 분류되며 기기 유지보수 계획은 3장에서 논의한 위험기준에 기초하여 결정하는데 기기분류는 반드시 병원에 도입하기 전 기술 계획단계에서 시행하고 문서화시켜야 한다. 이러한 과정은 구매, 임대, 대여, 시연이나 리스하는 기기들에 활용해야 하며 이 경우에도 기능, 위험, 유지보수의 필요성, 그리고 사고이력에 대한 요인들을 반드시 포함해야 한다. 벌몬트 대학에서는 이런 과정을 용이하게 하기 위해 기기자산관리 워크시트(device inclusion worksheet)를 개발해 사용하고 있다.

기기자산관리 워크시트(Device Inclusion Worksheet)

기기정보(Device information)

기기 유형		소유자	병원	판매자	판매원	기타
제조사		부서				
모델		테스트 진행자	병원	엔지니어	제조사	사용자
고유번호		예방점검	병원	엔지니어	제조사	사용자
관리번호		점검주기	년 1회	년 2회	년 3회	년 4회

자산 평가(Inclusion assessment)

이 평가의 목적은 전기를 사용하는 모든 의료기기에 대한 기능, 물리적 위험, 유지보수의 필요성 또는 사고이력이나 안전관련 문제를 포착하여 의료기기 관리시스템의 일환으로서 관리하는 것이다. 일부 기기들은 의료기기와 지원기기의 경계 선상에 있기 때문에 이 평가에는 지원기기 관리 프로그램의 일부 항목이 들어 있다.

1: 생명유지기기		
기기 고장이 즉각적으로 환자를 사망케 하는가? 그리고	예	아니오
전원이 공급되는 기기가 환자를 치료하거나 돌보는데 직접적으로 사용되는가?	예	아니오
위의 물음에 둘 다 '예' 라고 답변했다면 이 기기는 의료기기 자산에 생명유지기기로 등제하여 관리해야 한다.		
2: 의료기기		
전원이 공급되는 기기가 환자를 치료하거나 돌보는데 직접적으로 사용되는가?	예	아니오
전원이 공급되는 기기가 치료에 사용되는 진단/감시 정보를 제공하는가?	예	아니오
전원이 공급되는 기기가 환자와 접촉하는가?	예	아니오
위의 3가지 질문에서 하나라도 '예' 가 있다면 그 기기는 의료기기 관리시스템과 보유자산에 포함시켜 관리해야 한다.		
3: 지원기기		
이 기기가 생명유지 기능을 담당하는가?	예	아니오
이 기기가 감염관리시스템을 지원하는가?	예	아니오
이 기기가 시설 환경시스템을 지원하는가?	예	아니오
이 기기가 중요한 시설 기반 시스템을 지원하는가?	예	아니오
이 기기가 필수적인 통신시스템을 지원하는가?	예	아니오
만약 기기가 의료기기 필수요건은 충족하지 못하나 지원기기 질문에 '예' 가 있다면, 지원기기관리프로그램에 포함시켜야 한다.		
4: 임상 및 물리적 위험		
기기가 시설에서 사용될 때 환자나 직원에게 위험한 요소를 내포하는가?	예	아니오
기기의 고장이나 손실이 의료 서비스 제공에 부정적 영향을 미치는가?	예	아니오
기기 제품이나 종류가 사고이력이나 안전상의 이유로 회수된 적이 있는가?	예	아니오
만약 기기가 의료기기나 지원기기 필수요건을 충족하지 못하나, 임상적, 물리적 위험이나 유지보수의 필요성에 대한 질문에 "예" 가 있다면, 일반기기 자산에 포함시켜 적절한 테스트나 예방점검을 통해 관리해야 한다.		
관리 프로그램 지정		
이 기기를 생명유지기기로 지정할 것이다	예	아니오
이 기기를 의료기기로 지정할 것이다.	예	아니오
이 기기를 지원기기로 지정할 것이다.	예	아니오
이 기기를 일반기기로 지정할 것이다.	예	아니오
이 기기를 기기관리 프로그램에 포함시키지 않을 것이다.	예	아니오

확인자 : ____________ 일자 : ____________

도입검사(Incoming inspection)

환자에게 사용하기에 앞서 새로 도입한 기기를 사전에 검사하는 것을 도입검사라고 하는데 이 검사는 기기를 사용하기에 앞서 기기의 모든 성능적, 안전적 요구 사항의 충족 여부를 보장하는 역할을 한다. 일반적으로 도입검사는 모든 검사 중에서 가장 엄격하게 수행하며 시험 양식을 사용하여 검사결과를 기록하는데 구매, 임대, 대여, 시연, 리스 등에 상관없이 도입하는 모든 의료기기를 대상으로 의료기기 자산 범주선정을 위한 자산 워크시트를 이용하여 평가한다. 이후 관리 프로그램 등재가 결정된 모든 의료기기에 대해 환자에게 사용하기 전에 성능과 안전에 대한 검사를 시행한다. 판매사에서 제공한 시연용 기기뿐만 아니라 도입검사를 받는 모든 의료기기는 임상직원이 참여하여 보장하게 되며 이 검사를 통과한 기기는 검사필증, 무상보증표, 배터리표 등이 부착되어 최종적으로 병원 자산에 편입되고 현장에 투입되어 사용된다. 만약 기기가 검사를 통과하지 못하면 현장에 투입되지 못하고 결함이 기록되며 도입검사를 받은 기기들은 보증수리 적용대상이 되므로 이 경우 판매사에 기기의 교체나 수리를 요청할 수 있다. 도입검사를 성공적으로 통과할 때까지 기기를 현장에 투입해서는 안 된다.

임시로 사용하는 의료기기의 도입검사 (Incoming inspection of temporary medical equipment)

임시로 사용하는 의료기기(temporary medical equipment)란 병원 소유는 아니지만, 간헐적으로 환자치료에 사용하거나 90일 이하 동안에만 사용하는 기기이다. 이러한 기기에는 대여기기, 데모기기 혹은 시연기기, 환자소유기기가 있으며 임시로 사용하는 의료기기라도 병원 소유의 기기처럼 환자보호를 위해 적절한 유지보수가 필요하다. 병원에 도입되는 모든 의료기기는 모두 도입검사를 해야 한다. 따라서 90일 미만에 일회적으로 사용하는 의료기기도 도입검사를 하고 그 기록을 보존해야 하지만 자산에는 등재하지 않는다. 반면에 90일을 초과하여 사용하는 기기는 병원 소유의 다른 기기처럼 자산에 등재하여 관리한다. 참고로 대여기기와 같이 반복적으로 입고되는 기기의 경우 도입검사뿐만 아니라 자산에도 등재할 수 있다. 뿐만 아니라 기기 공급업체에서도 공급하는 의료기기에 있어 기기 공급 시마다 기기가 제대로 유지보수 되어 있으며, 안전하고, 즉시 사용할 수 있음을 보장해야 한다. 벌몬트 대학에서는 공급업체 안전인증 양식(Vendor Safety Certification Form)을 사용하여 기기가 입고될 때마다 기기의 안전과 정상 동작 여부를 보장하고 있다.

공급업체 안전인증 양식(Vendor Safety Certification Form)

의료기기 공급업체의 안전인증 양식은 종종 대여, 데모, 임대나 리스로 기기를 사용하는 병원에 제공된다. 간혹 병원이나 의료기기 대리점에서는 임상적 사용에 앞서 기기를 테스트 할 수 없는 경우가 있는데 이런 경우 기기가 특정 환경이나 특정 기간 동안 병원에서 사용함에 있어 기기의 안전을 증명하기 위한 전제조건으로 병원은 판매회사 쪽으로 인증양식 발부를 요청할 수 있다.

이 인증서 없이 의료기기의 임상적 사용을 금함	
병원 :	
부서 :	
관리자 :	날짜 :
기기 설명 :	
공급업체 :	연락처 :
기기 고유번호 :	
기기 사용 대상 :	
사용날짜 : 시작 :	끝 :

공급업체 기재사항

_______ 당사는 본 기기가 안전하고 사용 가능한 상태에 있으며, FDA에서 승인한 임상적 절차를 받았음을 인증한다. 당사에서는 본 기기를 의료기관에 양도한 후 임상 사용 전 올바른 기능 유지에 대한 검사를 시행하거나 시행할 것이며 기기의 안전한 사용과 관련 위험에 대한 직원 교육을 제공할 것이다.

_______ 본 기기는 아직 FDA의 정식 승인요건이 마련되어 있지 않은 임상실험용 의료기기이다. 본 기기의 임상적 사용은 병원조사위원회(hospital investigational review board)의 승인을 받기 전까지 금지한다. 기기의 안전한 사용과 주요 위험에 대해 직원 교육을 제공할 것이다.

_______ 당사는 본 기기를 병원에 지속적으로 공급하며 유지보수를 제공한다. 당사는 본 기기에 대한 점검을 여러 기관에서 정한 기간에 실시하며, 유지보수에 대한 기록은 매년 기관에 보고한다. 당사에서는 본 기기에 대한 성능테스트와 안전테스트를 제공하며, 기기 양도 시점에 본 기기를 사용함에 있어 안전을 인증한다.
본 기기를 전달하고 운영할 병원 외 직원은 이에 대한 적절한 교육을 받았으며, 기기의 운송, 설치, 그리고 운영에 대한 자격을 보유하고 있다.

특약조건 사항 기제 : ______________________________

____

공급업체 확인 : ______________ 날짜 : ______________

병원 확인 : ______________ 날짜 : ______________

문서화(Documentation)

유지보수 프로그램을 문서화시키는 것은 매우 중요한 일이다. 이는 문서화 없이는 과거에 시행한 유지보수를 추적할 수 없기 때문이며 모든 유지보수기록은 기기이력에 또한 기록되어야 한다. 벌몬트 대학에서는 계획된 성능검사(scheduled performance inspections) 결과 보고에 예외문서 방식을 이용하는데 예외문서 방식이란 단지 오류가 발생할 때에만 문서화하는 과정을 말한다. 따라서 작업지시는 정기적 또는 계획된 검사에서 안전, 성능, 품질보증 기준에 미달한 기기들에 한해서만 지정된다. 그리고 계획된 검사기준(scheduled inspection criteria)을 통과한 기기들은 이상이 없는 것으로 인정하여 별도의 문서화된 점검양식이나 추가적인 작업지시가 필요 없다. 모든 도입검사를 마치고, 자산에 포함된 기기와 교정적 유지보수가 수행된 기기들은 PM/검사양식에 기재된 후 작업지시가 완료된다.

점검 누락된 기기의 확인(Locating missing equipment)

앞에서 언급한 것처럼, 벌몬트 대학에서는 예외 문서시스템을 사용하고 있다. 작업지시는 예정된 검사에서 발견한 개별 문제에 맞게 설정되어야 한다. 작업 지시 부호화 시스템에는 계획된 유지보수 중에 나타난 문제에 맞는 구체적인 작업지시 유형이 포함되어 있는데 그 중 '점검되지 않음' 이라는 작업 지시는 특히 유용한다. 이 작업 지시 유형은 계획된 검사를 시행하지 못한 기기를 표시하는데 계획된 기기검사를 시행하지 못하는 가장 일반적인 이유는 기기가 어디 있는지 모르기 때문이다. 참고로 환자가 기기를 사용하고 있거나, 수리를 맡긴 경우에도 검사 할 수 없다. 따라서 우리는 임상직원과의 공조를 통해 '점검되지 않음' 으로 표시된 기기를 찾아 검사하는 데 노력을 기울여야 한다. 이런 노력의 일환으로 기기의 위치를 파악하기 위해 소재가 파악되지 않은 기기목록을 해당 부서에 보내고 이를 근거로 담당직원이 기기의 소재를 파악하게 하고 직원이 기기를 찾았을 때 활용할 수 있도록 관련 규약을 제정할 필요가 있다. 가능하면 기기는 검사를 위해 별도로 보관해야 하며 이를 위해 별도의 저장 공간을 지정하는 것이 좋다. 벌몬트 대학에서는 정규 검사를 받지 않은 기기를 위한 별도의 작업지시가 생성되고 관련 작업지시는 의료기기 관리기술자(biomedical equipment technicians)가 기기의 위치를 파악하는 동안 최대 30일까지 유지되는데 이때 동시에 간호부 직원들에게도 기기의 소재파악을 위한 협조 요청이 전달된다.

소재가 파악되지 않은 기기 목록은 부서장에게 통지되는데 만약 간호부 직원이 기기를 발견하게 된다면 가능한 한 의료기기 관리기술자에게 이 사실이 통보되어 검사를 시행하기 전까지 기기를 별도로 보관해야 한다. 기기를 일단 검사하게 되면 그 기기는 예정된 유지보수를 받은 것으로 표시하고자 새로운 작업지시가 생성되는데 이 작업지시는 "점검되지 않음" 작업지시

후에 기능을 점검했다는 것을 알려주는 유형이 된다. 반복해서 이야기하지만, 부호화시스템은 이런 유형의 유지보수 작업을 식별할 수 있기 때문에 매우 중요하다.

라벨(Labels)

라벨은 의료기기에 대한 정보를 쉽고 효과적으로 전달하는 방법으로 벌몬트 대학에서는 기술 관리, 규제 사항, 안전 사항을 나타내는 다양한 라벨을 사용하고 있다. 라벨은 24개월 주기, 12개월 주기, 6개월 주기, 일반 성능검사, 배터리 교환, 특별 보정, 품질보증, 위험과 경고, 업그레이드나 회수(recall) 정보 등을 나타내는 데 사용할 수 있고 그 외에 기기 추적을 용이하게 하기 위해 개별기기마다 고유식별관리번호(unique identifier control number)를 부착한다. 그림 4-2에 그 예를 나타내었다.

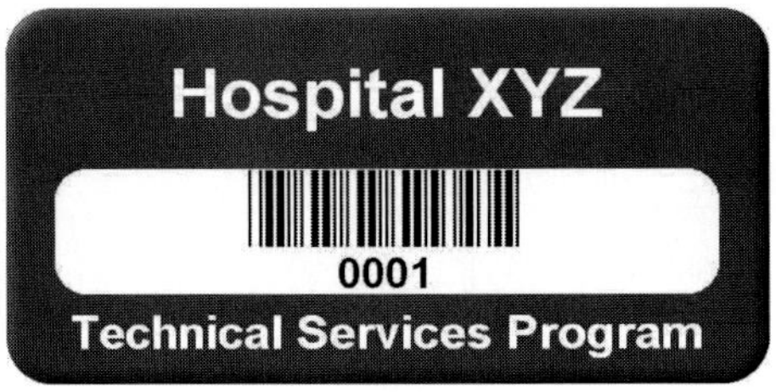

그림 4-2. 관리번호태그의 예

관리번호태그(control number tags)는 알루미늄 재질로 만들어지고 영구적 접착 상태로 부착되며, 반복되는 기기 청소와 소독을 견딜 수 있도록 견고해야 한다. 그러나 다른 라벨은 벗겨내고 교체할 수 있는 재질로 되어야 한다.

그리고 잉크가 희미해지거나 지워지는 것을 방지하기 위해 라벨에 기재하는 정보는 유성 펜으로 작성하는 것이 좋은데 특히 다음 검사 기일이 명시된 검사 라벨의 경우 이를 활용하는 것이 유용하다. 그리고 교육을 통해 임상직원들이 검사 기일이 지난 기기를 발견하게 되면 기기를 별도로 이동해 두고 의료기기 관리 직원에게 연락할 수 있도록 해야 한다. 기기에 라벨을 부착할 경우에는 경고, 지시 그리고 설명과 같은 중요한 정보가 있는 부위에는 붙이지 않도록 유의해야 한다(그림 4-3).

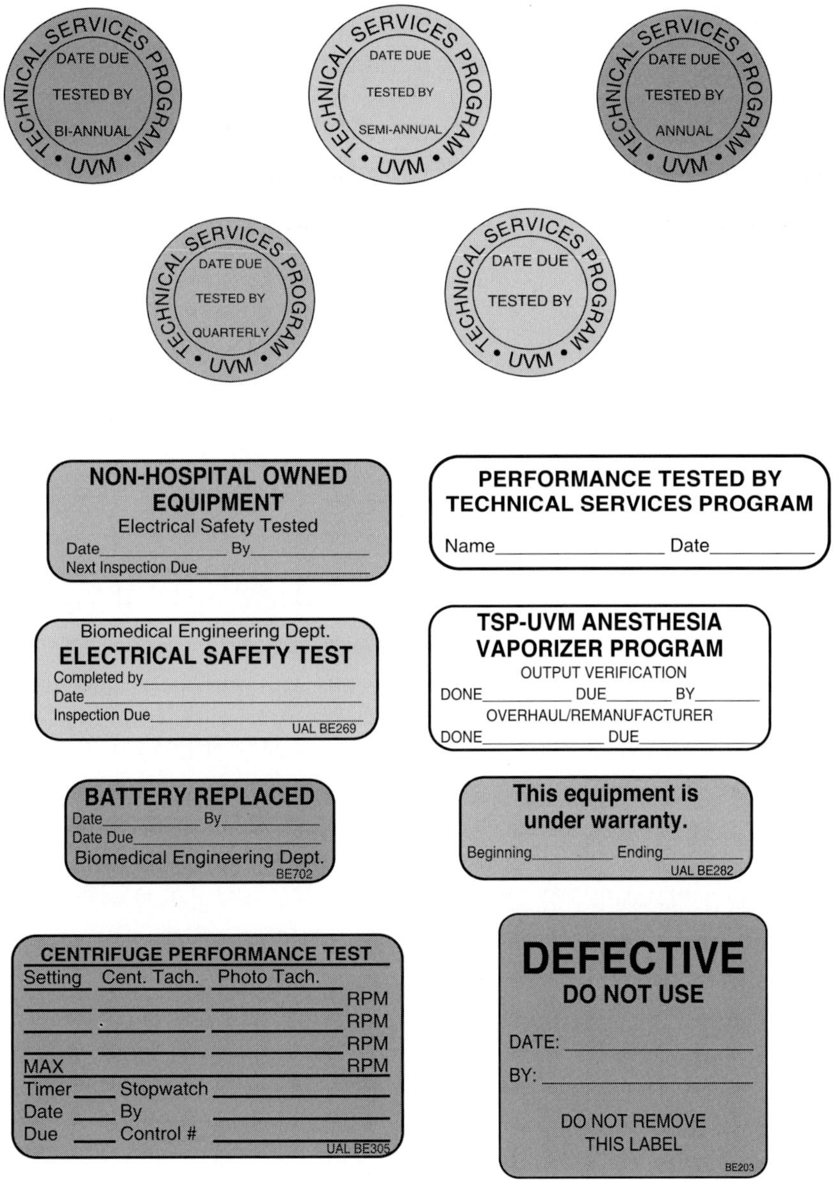
TECHNICAL SERVICES PROGRAM • UVM •
DATE DUE
TESTED BY
BI-ANNUAL
TECHNICAL SERVICES PROGRAM • UVM •
DATE DUE
TESTED BY
SEMI-ANNUAL
TECHNICAL SERVICES PROGRAM • UVM •
DATE DUE
TESTED BY
ANNUAL
TECHNICAL SERVICES PROGRAM • UVM •
DATE DUE
TESTED BY
QUARTERLY
TECHNICAL SERVICES PROGRAM • UVM •
DATE DUE
TESTED BY
NON-HOSPITAL OWNED EQUIPMENT
Electrical Safety Tested
Date By
Next Inspection Due
PERFORMANCE TESTED BY TECHNICAL SERVICES PROGRAM
Name Date
Biomedical Engineering Dept.
ELECTRICAL SAFETY TEST
Completed by
Date
Inspection Due
UAL BE269
TSP-UVM ANESTHESIA VAPORIZER PROGRAM
OUTPUT VERIFICATION
DONE DUE BY
OVERHAUL/REMANUFACTURER
DONE DUE
BATTERY REPLACED
Date By
Date Due
Biomedical Engineering Dept.
BE702
This equipment is under warranty.
Beginning Ending
UAL BE282
CENTRIFUGE PERFORMANCE TEST
Setting Cent. Tach. Photo Tach.
RPM
RPM
RPM
MAX RPM
Timer Stopwatch
Date By
Due Control #
UAL BE305
DEFECTIVE
DO NOT USE
DATE:
BY:
DO NOT REMOVE THIS LABEL
BE203

그림 4-3. 라벨 견본

서식(Forms)

개별 기기형태별로 맞게 개발된 테스트 목록은 권장하는 유지보수 절차의 개요와 정량적 테스트를 위한 수치적 기준을 제공함으로 대단히 유용하다. 따라서 도입검사와 기기수리 이후 실시하는 테스트에서도 유지보수 점검목록을 기재해야 한다. 참고로 벌몬트 대학에서는 유지보수 점검목록을 기재하지 않고 예외 정책 문서를 사용한다.

유지보수 양식에는 종이양식과 전자양식이 있는데 PDA와 같은 휴대용 단말기로 전자양식의 유지보수 점검목록을 기재하면 운영에 많은 도움이 될 수 있다. 유지보수 양식에는 검사하는 기기와 검사 수행 날짜, 그리고 검사자를 명시해야 하며, 유지보수 작업 목록은 하위의 기준 설명 부분과 정량 시험에 필요한 기준 수치로 세분화할 수 있다. 예를 들면 자동수액주입기의 유속은 설정 유속의 ±10% 이내에 들어야 하므로 이러한 수치는 유량의 정확성 설명과 함께 그 옆란에 ±10%으로 명시한다.

체크리스트에는 각각의 유지보수 작업(maintenance task)뿐만 아니라 합격(passed), 실패(fail), 해당없음(not applicable) 항목이 있다. 유지보수 작업 중에 실패 항목에 체크된 기기는 반드시 제반 문제를 해결한 후에 사용해야 한다. "해당없음" 항목은 다양한 유형의 기기에 체크리스트를 포괄적으로 적용할 수 있도록 하고, 기기별로 유지보수 작업이 다르기 때문에 필요하다. 즉, 일례로 원심분리기 유지보수 체크리스트에는 타이머의 정확도, 브레이크의 동작 여부, 알람의 동작 여부 등이 있지만 이와 같은 기능은 고성능 원심분리기(High-end centrifuges)에만 있을 뿐 단순한 원심분리기에는 없을 수 있다. 그러므로 해당없음 항목 체크는 이 기기가 사용하기에 안전하지 못하다는 것이 아니라 단순히 이 기기에는 이런 기능이 없다는 것을 의미할 뿐이다.

유지보수 체크리스트에는 모든 기기에 시행해야 하는 모든 유지보수 작업을 나타낼 수 있다. 기기 기능과 동작은 제조사마다, 모델마다 다르므로 부가적인 유지보수 작업에 대해서는 기기별 정비메뉴얼(service manual)을 참조하는 것이 좋다. 다음 페이지에 의약품자동주입기에 대한 샘플 양식을 나타내었다.

의약품자동주입기 점검절차(Infusion pump procedure) 추정시간: 45분

기기정보	
관리번호:	병원:
제조사:	모델:
고유번호:	위치:
점검정보	
검사기술자:	날짜:
검사유형: 도입 _______ 수리 후 _______	

사용 검사 기기: ISA 601 전기안전분석기(Electrical Safety Analyzer)
IDA 4 Plus 주입기분석기(infusion device analyzer)
튜빙세트에 연결하는 저장통(봉지(bag)나 병)
의약품주입기 튜빙세트
20 cc 이상의 주사기
3방향 마개(3 way stopcock)
IDA 4 Plus에 연결하기 위한 튜빙과 커넥터

점검 결과				
합격	실패	해당없음		
물리적 상태				
			기기는 깨끗하고 오염되지 않았다.	
			케이스, 디스플레이, 마운트, 카트, 기타 부속물에 물리적 손상이 없다.	
			스위치와 조절기는 사용이 용이하며 정확히 조정되어 있다.	
			디스플레이의 강도는 주간 사용에도 적절하다.	
			관리번호, 라벨, 경고문구가 부착되어 있으며 쉽게 읽을 수 있다.	
			주입구와 호스	
			전원선, 액세서리 케이블, 충전기	
			필터와 통풍구의 청결성.	
전기안전				
			접지선저항	〈 0.3Ω
			섀시누설전류	〈 100 μA 정상상태 〈 500 μA 단일고장상태
			환자누설전류	〈 100 μA B 와 BF 〈 10 μA CF
			환자선누설전류 – 절연검사(isolation test)	〈 100 μA BF
			(환자장착부에 전원인가 시)	〈 10 μA CF
			500V 공급 시 절연검사 (옵션)	〈 2 MΩ
예방점검				
			흐름 검출기의 청소	
			매 24개월마다 배터리 교체	
			모델 특성별 예방유지점검 완료	
동작점검				
			배터리 전원만을 이용한 기기구동 여부	
			폴클램프 기능	
			유속의 정확도	±10%
			유량의 정확도	±10%
			주입 완료/KVO 기능 정상 동작 여부	
			폐쇄 검출 압력	±1psi
			피기백 주입	
			알람의 기능	
			모델별 특정 성능점검 완료	

안전(Safety)

의료기기를 유지보수하고 검사하는 경우 검사자는 전기적, 기계적으로 많은 위험에 노출된다. 따라서 유지보수 작업에는 이러한 위험을 줄일 수 있는 예방대책이 포함되어 있으며 검사자는 의료기기를 테스트하는 동안 안전을 위해 제조사에서 제시하는 지침을 따라야 한다. 잠재적 위험요소들을 인식하는 것으로도 위험의 상당 부분을 줄일 수 있다.

전기적 위험(Electrical hazards): 전기는 의료기기 관리자에게 심각한 위해를 가할 수 있는 위험을 내포하고 있으므로 의료기기 관리자는 의료기기를 수리할 때뿐만 아니라 전기안전검사(electrical safety testing)를 수행하는 동안에도 전기적 위험에 노출된다. 따라서 전기안전검사에는 결합에 대한 모의실험이 필요하며 이때 특별한 주의가 요망된다.

전기안전검사는 반드시 성능검사 전에 수행해야 하는데 먼저 새시와 플러그의 접지 핀이 연결되어 있는지를 확인해야 한다. 이는 기기 사용자가 전기쇼크를 입는 것을 방지할 수 있는 기본적인 보호 방법이기 때문이다. 그리고 전원코드가 마모되어 있거나 전선이 노출되어 있는지를 확인해야 하는데 전원코드에 손상이 있을 시에는 즉시 교체해야 한다.

참고로 기기가 환자에 사용되고 있는 때에는 절대로 전기안전검사를 해서는 안 된다. 위에서 언급한 바와 같이 전기안전검사는 전기적 결함증상을 모의실험하기 때문에 환자가 위험한 전압과 전류에 노출될 수 있기 때문이다.

기기임상직원과는 환자에게서 의료기기를 분리하거나 기기검사를 위한 일정을 정하며 결함이 있는 기기를 검사할 때에는 전기쇼크의 위험을 방지하기 위해 접지가 제대로 된 콘센트에 전기안전분석기(electrical safety analyzer)를 연결해야 한다.

리드선절연테스트(lead isolation testing)에는 선간전압(line voltage)을 사용하며 테스트 시에는 환자리드선(patient leads)에 인가되는 전압이 안전하게 적용되도록 고안된 테스트기기로만 수행해야 한다. 리드선절연테스트 중에는 쇼크를 일으킬 수 있는 리드선(leads)을 만져서는 안 된다.

기기수리를 위해서는 때로 커버를 분리할 필요가 있는데 이 경우 더 많은 전기 위험에 더욱 노출될 수 있으므로 전기 부품과 우발적인 접촉을 통해 전기가 흐를 수 있는 반지나 시계 등과 같은 장신구를 반드시 제거해야 한다. 수리 중에는 가능하면 반드시 기기 전원을 꺼야 한다. 저항측정기를 이용하여 반도체의 단락을 확인하는 정도에서부터 그 이상까지 가능한 한 전원을 끈 상태에서 테스트를 진행해야 한다.

만약 전원이 공급되고 있는 회로를 테스트해야 한다면 테스트 선이 회로의 합선을 유발하지 않도록 주의해야 한다. 이는 합선으로 인해 부품이 손상을 방지하기 위함이다. 그리고 전원을 껐다고 하더라도 회로상의 커패시터(capacitor)에는 일정 시간 동안 전하가 남아 있을 수 있다는 점에 주의해야 한다. 만약 회로기판을 분리 이동을 해야하는 경우는 반드시 기판을 절연제로 감싸 합선을 유발할 수 있는 것과 접촉이 되지 않게 해야 하며, 전위차계(potentionmeter)를 조정해야 할 경우에는 반드시 절연된 공구를 사용해야 한다. 정전기에 민감한 부품들은 소량의 정전기만으로도 손상되므로 매우 주의하여 다뤄야 하며 이 경우 정전기방지 손목 띠를 사용하면 정전기에 민감한 부품의 손상을 막을 수 있다.

기계적 위험(Mechanical hazards): 기계식이나 공압식 부품을 이용하는 기기 역시 위험을 내재하고 있으므로 의료기기의 관리나 유지보수 시에 적절한 주의가 요망되는데 이는 기계적으로 움직이는 부품에 의해서는 손가락이 잘리거나 으스러지는 사고를 당할 수 있고, 공기압을 사용하는 부품은 부품이 기기에 제대로 장착되지 않은 경우 높은 공기 압력에 의해 부품이 총알처럼 위험한 발사체가 될 수 있기 때문이다. 세척기(irrigation unit)와 전기침대와 같이 움직이는 부분이 있는 기기를 검사할 때는 손가락이나 옷가지가 끼지 않도록 조심해야 하는데 기기에 끼일 수 있는 장신구 등을 몸에서 빼고, 넥타이와 같이 늘어진 의류는 안전하게 처리해야 한다. 그리고 유지보수 중 육안으로 마모, 청결, 윤활 등을 검사할 때에는 전원을 차단해야 하며, 가급적 플러그를 뽑는 것이 좋다.

압축가스용기에는 특유한 위험이 내재되어 있어 조심해서 다루어야 한다. 산소와 아산화질소와 같은 산화성 가스는 심각한 화재 위험성이 있다. 또한 질소, 아산화질소, 이산화탄소는 사람이 많은 양을 흡입할 경우 질식을 유발하는 위험이 있다. 그리고 취급 부주의로 인해 용기 밸브에 손상이 발생하게 되거나 용기를 떨어뜨려 용기 자체에 문제가 발생하게 되면 내용물이 급격하게 방출되어 화재나 질식을 유발함과 동시에 용기 자체가 위험한 발사체 역할을 하여 심각한 재해를 가져올 수 있다. 따라서 용기를 다룰 때 특히 주의를 기울이도록 해야 한다. 용기는 세워두면 쉽게 쓰러질 수 있으므로 만약 기기에서 용기를 분리할 경우에는 이를 바닥에 눕혀 놓아야 하고 용기의 밸브가 손상될 수 있는 끌거나, 굴리거나, 미는 행위를 절대 해서는 안 된다.

그리고 기름이나 윤활류 같은 가연성 물질은 압축가스와 함께 사용해서는 안 되며 마찬가지로 기름 묻은 손이나 장갑으로 가스용기(cylinder), 호스, 압력 조절 장치(regulator), 또는 다른 가스 관련 부품을 다루어서도 안 된다. 이는 산소와 아산화질소 같은 산화성 가스의 경우 전기스파크나 가스가 좁은 호스를 통과할 때 발생하는 마찰열만으로도 발화할 수 있기 때문이다. 고압가스 연결부는 연결상태가 공고하지 못하면 고압으로 인해 연결부위가 자칫 총알과 같은 발사체가 될 수 있기 때문에 항상 고압가스시스템의 연결부 상태를 확인해야 한다. 따라서 연결부의 급격한 분리를 방지하기 위해 나사형식의 연결장치나 잠금기능이 있는 연결장치를 사용해야 한다. 절대로 고압을 지탱할 수 없는 침식된 부품(fraction fittings)을 사용해서는 안 된다.

감염관리(Infection control): 의료기기 유지보수에 내재된 또 다른 위험으로는 생물학적 위험이 있는데 이런 위험, 특히 질병 감염과 병원내 감염(nosocomial infection)으로 인해 질병에 걸리거나 혹은 질병이 확산되는 것을 방지하기 위해서 감염관리지침을 마련해야 한다. 올바른 손 씻기의 경우 감염 방지를 위한 가장 쉽고도 효과적인 방법으로 음식을 먹기 전, 더러워진 기기를 다룬 후, 장갑을 벗은 후, 교대 근무를 마치고 병원을 떠나기 전, 그리고 손이 더러워지면 항상 손을 씻어야 한다. 그리고 작업대, 선반 그리고 의료기기가 잠재적으로 오염될 수 있는 사용처나 보관처에서는 음식물과 음료를 놓아두어서는 안 되며 이러한 곳에서는 화장을 하거나 콘택트렌즈를 만져서는 안 된다.

기기를 검사하거나 수리를 할 경우 반드시 기기를 소독한 이후에 수행해야 하는데 이를 위해 임상직원에게는 기기의 적절한 소독방법과 사용하는 소독제에 대해 교육을 시행해야 한다. 특정 소독제의 경우 플라스틱 재질의 기기 외부 케이스를 녹여 부식시키는 등의 손상을 일으킬 수 있으니 기기의 사용자매뉴얼이나 제조사에서 제공하는 기기의 안전한 소독방법 및 안전하게 사용 가능한 소독제에 관해 사전에 반드시 확인해야 한다.

그리고 어쩔 수 없이 오염된 기기를 소독해야 하는 경우 장갑이나 마스크, 가운 등의 개인보호장구를 착용하도록 해야 하며 작업이 끝나면 보호장구를 벗은 후 손을 깨끗이 씻고 작업장 주변을 소독해야 한다.

미국에서는 미국산업안전보건청에서 발효한 혈액노출예방규정이 1992년에 연방규정이 되었다. 이 규정의 목적은 직업상 혈액이나 다른 전염성 물질에 노출되는 것을 제한하려는 것으로 이 규정의 중점 사항은 전반적 예방조치와 작업관리 실무를 이용하여 에이즈 바이러스, 간염과 다른 감염성 질환의 노출 위험을 줄이는 것이다. 이 규정에서 의료기기 관리 기술자는 감염된 의료기기를 다룰 수 있으므로 위험군으로 거론된다. 규정문의 내용은 다음과 같다.

규정문: "혈액이나 기타 감염 위험이 있는 물질에 오염될 수 있는 기기는 수송이나 점검에 앞서 반드시 검사를 받아야 하며 필요에 따라 오염원을 제거해야 한다." (Paragraph (d)(2)(xiv).

단지 기기의 오염원 제거가 불가능한 경우에 한하여 예외로 인정한다. 이 경우 생물학적 위험 라벨과 오염원에 대한 설명을 반드시 기기에 부착해야 한다.

벌몬트 대학에서는 직업적으로 혈액성 병원체(blood borne pathogens, BBP)에 노출될 수 있는 모든 직원을 대상으로 BBP를 다루는 환경에 노출되기 전에 초기 교육훈련을 시행하고 매년 보수교육을 시행하고 있다. 그리고 초기 BBP 교육훈련을 수료한 직원들에게는 B형 간염백신을 접종한다. 감염관리 방법인 전반적 예방조치에서는 모든 혈액이나 체액은 에이즈 바이러스, B

형 간염, 그리고 다른 BBP 물질에 감염된 것으로 다루며, 기술/작업 수칙을 통해 직업적으로 혈액이나 다른 잠재적 전염성 물질에 노출되는 것을 제한한다.

그리고 폐결핵(tuberculosis)과 같은 박테리아 감염은 공기 중으로 전파되어 감염자의 폐, 신장, 뼈, 뇌 등에 심각한 손상을 입히는데, 보통 약물로 치료할 수 있지만, 전염성이 매우 높고 치명적일 수 있다. 그래서 벌몬트 대학에서는 보건의료영역에서 종사하는 모든 직원들을 대상으로 현장에 투입하기에 앞서 PPD 투베르쿨린 피부 반응 검사(PPD Mantoux skin test)를 하며, 만일 양성 반응이 나오면 임상 추적 조사를 시행한다. 이후에도 직원들에 대한 결핵 바이러스 검사를 매년 시행한다.

기기 보관(Storage)

가끔 사용하는 기기는 보통 창고에 넣어 보관하는데 창고에 집어넣기 전에 항상 기기를 깨끗이 청소해야 한다. 그리고 배터리를 사용하는 기기는 충전을 위해 플러그에 꽂아 보관해야 한다. 비록 창고에 보관 중인 기기를 마지막으로 점검한 이후 사용한 적이 없다고 하더라도 다른 기기처럼 계획된 유지보수를 시행해야 한다. 계획된 정기 성능검사를 통해 기기가 언제나 안전하고 즉시 사용할 수 있음을 보장할 수 있다.

기기 청소(Cleaning equipment)

의료기기 검사를 용이하게 하고 의료기기를 언제든 사용할 수 있는 상태를 유지해야 하기 위해 항상 의료기기의 상태를 청결하게 유지해야 한다. 예를 들어 기기에 부착되었던 스티커 등의 접착 잔유물은 기기의 디스플레이 확인을 어렵게 하는 요인이 될 수 있으므로 기기 청소를 통해 이런 문제를 미리 예방해야 한다. 그리고 청소로 인한 기기손상을 방지하기 위해 항상 제조사에서 제공하는 작동 설명서에 있는 세정 절차를 따라야 한다.

일부 세정제의 경우 기기를 세척할 때 사용하는 기기를 손상시킬 수 있는데 실제로 벌몬트 대학에서는 세정제로 인하여 의약품자동주입기 케이스에 금이 가거나 마모되며 디스플레이 판넬막 기능이 떨어지는 것을 발견한 적이 있었고 이에 작업지시를 높은 비율의 '손상'으로 나타내었고 실제 추가 조사를 통해 펌프 소독에 사용하던 세정제가 플라스틱 케이스를 부식시켜 금이 가게 하는 것을 밝힌 후 의약품자동주입기 제조사와 함께 세정제에 대한 권고사항을 제정하기도 하였다.

기기를 세정하기 전에는 항상 기기의 사용설명서를 참고하여 올바른 세척방법과 세정용으로 사용 가능한 세정제에 대해 숙지하고 있어야 한다. 간혹 기기 케이스로 자주 사용하는 플라스틱과 같은 재질을 무르게 하거나 부식, 탈색을 시키는 세정제가 있으니 사용에 앞서 세정제를 항상 눈에 띄지 않는 부분에 먼저 테스트 해보아야 한다.

Chapter 05
전기안전

전기안전은 의료기기와 관련하여 주된 관심분야 중 하나로 전기안전은 환자의 전기 감수율(electrically-susceptible)과 관련하여 중요한 문제이다. 전기와 관련하여 발생하는 전기쇼크는 의료기기를 이용을 방해하거나 부상과 죽음을 유발할 수 있고 전기로 인한 생리학적 영향은 따끔거리는 느낌에서부터 심각한 화상이나 감전사까지 이어지는데 특히 전 세계적으로 많이 사용하는 50~60Hz의 전류에 대해 인체 조직은 매우 민감한 반응을 보인다. 그림 5-1에 피부 한 지점에서 다른 지점으로 흐르는 전류의 효과를 나타내었다. 이처럼 인체 외부로부터 전류가 유입되어 발생하는 쇼크를 매크로쇼크(macroshock)라고 한다. 심장 관련 시술의 경우 환자가 의료기기에 연결된 상태에서 전기 전도성이 있는 카테터(catheter)가 환자 심장에 삽입되어 누설전류가 심장 근육에 직접적으로 영향을 끼칠 수 있는데 이와 같은 영향으로 발생하는 쇼크를 마이크로쇼크(microshock)라 한다. 혈액과 근육 같은 신체 내부의 조직의 경우 피부에 비해 전기 저항이 낮으므로 작은 전류로도 심실세동이 유발될 수 있다. 이에 대하여 개의 심장에 전도체를 직접 접촉시키는 실험을 통해 실제로 20 마이크로암페어 이하의 전류로도 심실세동이 일어날 수 있음이 확인되었다.

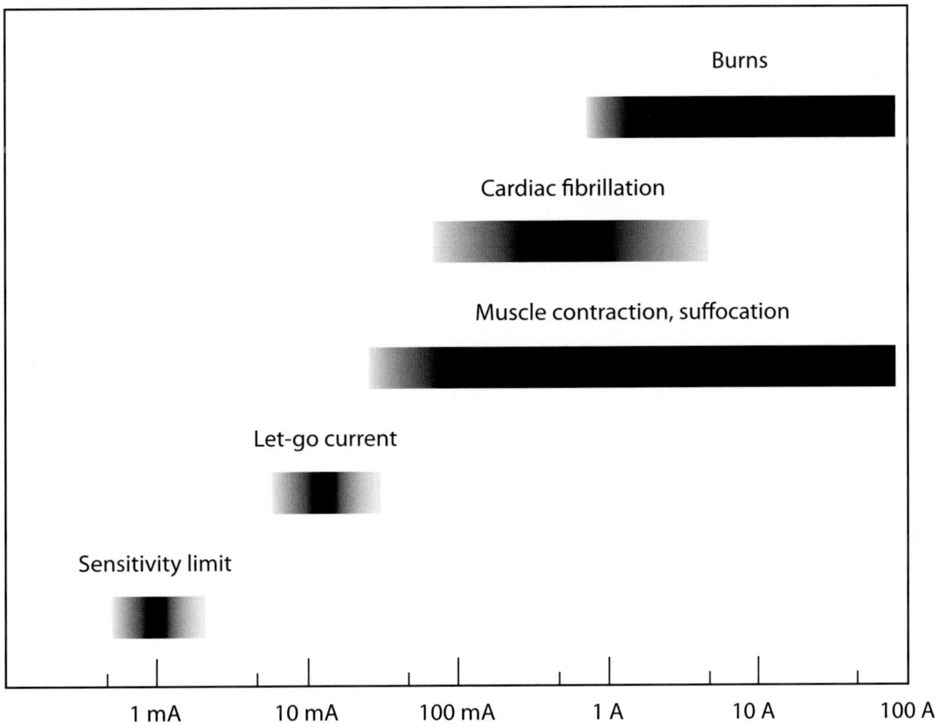

그림 5-1. 피부의 한 지점에서 다른 지점으로 흐르는 전류의 효과

이와 같은 매크로쇼크와 마이크로쇼크에 대한 내용을 통해 누설전류(leakage current)에 대한 제한이 설정되었으며 세계 각국에서 관련 기준을 가지고 있다. 기준에 대한 예로 유치카테터(indwelling catheter)를 포함하여 환자에 직접적으로 접촉되는 낮은 저항을 갖도록 구성된 기기에는 환자에게 흐르는 전류를 줄이고자 전원 전압의 수준을 마이크로암페어 정도로 줄이는 전기 절연 설계 기법을 적용하여 심지어 기기가 고장 나거나 누전이 되더라도 환자가 마이크로쇼크로부터 보호될 수 있다. 이런 기술들은 절연변압기(isolation transformer)와 광학회로(optical circuit)에도 이용된다. 이처럼 전기안전 기준에서는 환자가 직접 기기와 접촉할 경우를 대비하여 낮은 마이크로암페어 수준의 전류를 규정하고 있다.

누설전류(leakage current)를 무시할만한 수준으로 줄이기 위해서는 누설전류나 잘못된 전류가 환자나 직원에게 흐르지 않고 대지로 흐르게 하는 새시접지를 이용하며 그림 5-2는 전기적 고장으로 발생한 위험전류(hazard current)가 다른 경로를 통해 대지로 안전하게 흘러나가는 것을 도식적으로 나타내고 있다. 효과적인 접지(grounding)를 위해서는 전류가 흘러나가는 경로가 수 옴의 낮은 저항을 가져야 하며 의료기기에 대한 전기안전 기준에서는 접지에 대해서도 규정하고 있다.

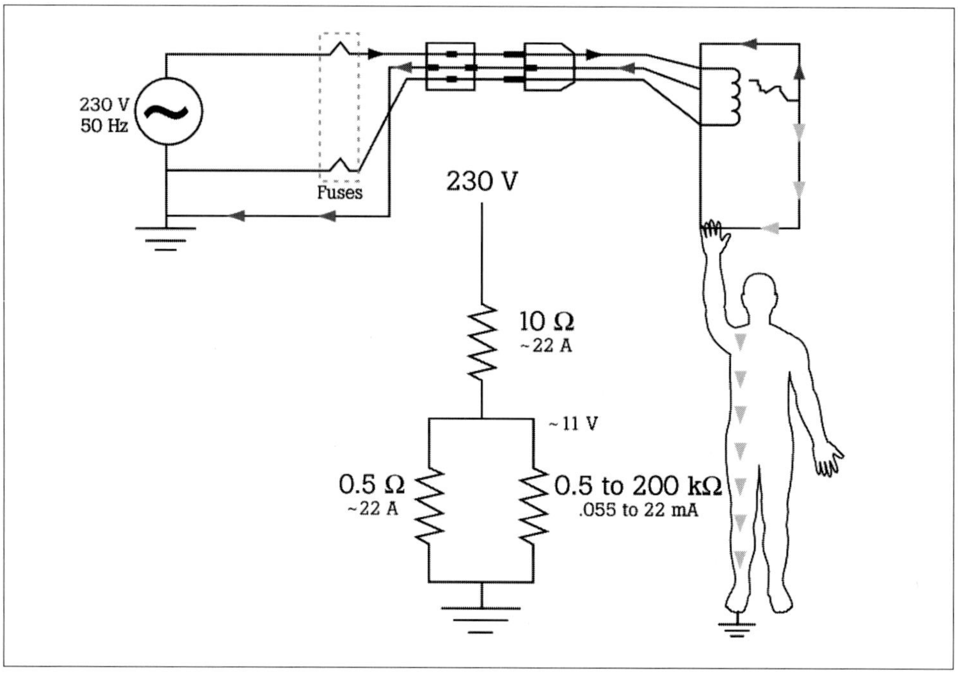

그림 5-2. 전기적 고장으로 인해 발생한 위험전류가 대지가 아닌 다른 곳으로 흐르는 것을 보여주는 모식도

기본적인 전기안전검사(electrical safety test) 방법에는 다음과 같은 것들이 있다.

1. 케이블, 플러그, 커넥터의 육안 검사

2. 접지선저항 측정

3. 새시와 환자리드선/접점의 절연 측정

그 밖에 검사에 대해서는 나라, 주, 지방, 해당 기관 또는 지방 법규에 따라 달라질 수 있다.

전기안전기준(Electrical safety standards)

전기안전에 관련된 기준들은 미국, 유럽 및 기타 여러 국가 등에서 만들어졌으며, 개별 기준마다 평가기준, 측정방법, 규정 등이 모두 다르다.

국제표준화기구(International Organization for Standardization, ISO)와 유럽에 기반을 둔 국제전기기술위원회(International Electrotechnical Commission, IEC)가 세계무역기구(World Trade Organization, WTO)와 협력하여 전 세계적으로 여러 기준을 제공하고 있는데 이러한 기준들 안에 전자의료기기에 대한 기준들이 포함되어 있으며 거기에 의료기기의 전기적 안전을 위한 일반 및 특정 표준들이 마련되어 있다. 의료기기에 대한 주요한 기준은 IEC 60601이다. IEC 60601.1, Section 3에는 전기쇼크의 위험을 방지하는 일반 요구 사항들이 명시되어 있다.

이 기준에 따르면 각 기기에 대해 다음과 같은 등급이 매겨진다.

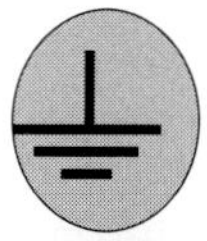

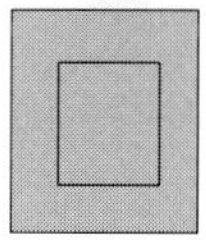

- **Class I** – 도전부(live part)가 기초절연(basic insulation)과 보호접지(protective earth)에 의해 보호되는 기기.
- **Class II** – 도전부가 이중절연(double insulation)이나 강화절연(reinforced insulation)에 의해 보호되는 기기.
- **Class IP** – 내부전원공급장치(internal power supply)로 보호되는 기기

개별 환자 접속부나 환자리드선의 형태

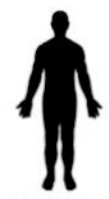

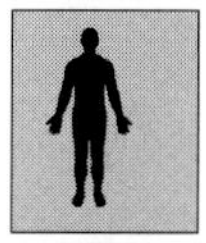

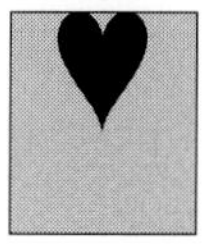

- **Type B** – 환자와 접속하는 부분이 접지되어 보호됨
- **Type BF** – 환자에게 접속된 부분(patient applied part)이 접지와 떨어진 상태(floating)로 보호됨(표면 전도체(surface conductor)),
- **Type CF** – 심장에 직접 접속하기 위해 환자에게 접속된 부분이 접지와 떨어진 상태로 보호됨

IEC 60601.1에는 다음과 같은 용어가 사용된다.

- 보호접지저항
- 접지누설전류
- 외장누설전류
- 환자누설전류
- 환자측정전류
- 장착부 전원 혹은 접속부 전원

환자 임피던스를 나타내기 위해 그림 5-3에서와 같은 시험부하(test load)가 개발되었는데 누설전류를 측정기는 누설전류를 측정하기 위해 이 임피던스 회로를 사용한다.

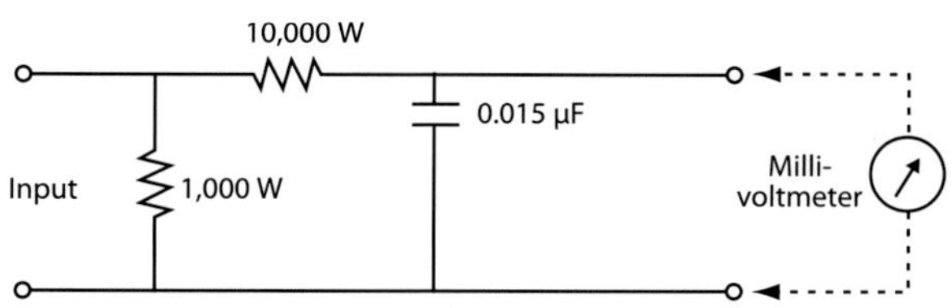

그림 5-3. 시험부하 임피던스 회로

IEC 60601.1의 3절 19항에서는 기기 종류와 측정방법에 맞는 허용 누설 측정치가 명시되어 있다. NC는 정상상태(normal condition)를 나타내고 SFC는 단일고장상태(single fault condition)를 나타낸다. 일부 측정값은 제조사의 설계테스트에만 적용된다.

누설전류 (μA)		접지 누설 전류(mA)	외장 누설 전류 (μA)	환자 누설 교류 전류 (μA)	환자 누설 직류 전류 (μA)	전원 인가시 환자 누설 전류	환자 부가 직류 전류 (μA)	환자 부가 직류 전류 (μA)	환자 부가 교류 전류 (μA)
Type B	NC	5	100	100	10	–	100	10	100
	SFC	10	500	500	50	–	500	50	500
Type BF	NC	5	100	100	10	–	100	10	100
	SFC	10	500	500	50	5000	500	50	500
Type CF	NC	5	100	10	10	–	10	10	10
	SFC	10	500	50	50	50	50	50	50

IEC 60601.1의 기타 중요 사항으로는 보호접지테스트(protective earth testing)를 위해 최대 25 암페어의 교류전류를 사용하며, 누설전류는 전원 전압(mains voltage)의 110%에서 측정하고, 절연 내력 검사/ 절연검사를 실시한다는 것이다.

병원에서의 의료기기테스트에는 새로운 IEC 기준을 사용하는데 IEC 60601-1이 적용되는 의료기기와 의료전자시스템에 IEC 기준 62353을 적용한다. IEC 62353을 새로 제정한 이유는 IEC 60601.1이 위험관리 기준이 없는 형식시험기준(type-testing standard)이고, 병원환경에서는 비현실적이기 때문이다.

IEC 62353에는 환자 사용 전 테스트, 계획된 정기 점검, 그리고 수리 후 테스트에 대한 부분이 포함되어 있다. 따라서 이 기준은 병원을 위한 것일 뿐 기기 설계나 디자인에 대해서는 다루지 않는다.

부속서 E(Annex E)에는 제조사는 위험에 기반한 점검주기와 절차, 일반적인 사용법 그리고 기기의 이력을 제공해야 한다고 되어 있으며 생명유지기기나 다른 중요 기기의 최소 검사주기는 24개월로 설정되어 있다.

미국에서의 주요 기준설정단체(organization)에서 제공하는 기준은 다음과 같다.

1. 미국방화협회(National Fire Protection Association, NFPA) – NFPA 99, 의료시설을 위한 기준으로 의료기관에 영향을 미치는 전기안전검사의 일차적인 표준이다. 그 외에 NFPA 70, 미국전기코드, NFPA 70E, 작업장에서의 전기안전 등이 있다.

2. 미국의료기기협회(Association for the Advancement of Medical Instrumentation, AAMI) – ANSI/AAMI ES1, 전자의료기기에 대한 안전전류제한(safe current limits) 역시 일반적

으로 받아들여지는 또다른 기준이다.

3. 미국보험협회안전시험소(Underwriters Laboratories, UL) – UL544, 의료기기 요건은 병원이 아닌 제조사에 대한 기준이다

이러한 기준들은 미국 내 의료기관을 감시하는 병원평가위원회(Joint Commission), 미국산업안전보건청(Occupational Health and Safety Administration)과 같은 인가와 법규제정 또는 규제기관에서 참고한다.

이와 같은 국제적인 기준의 일치화에 힘입어 전 세계 표준안이 마련되었다. 아래에 나타낸 최종 시한 이후 해당 국가에 기기를 판매하려면 반드시 IEC 60601-1 기준 인증을 받아야 한다.

● 미국은 UL2601-1을 사용한다.

– 마감기한은 2004년 12월 31까지였다.

● 유럽은 EN 60601-1을 사용한다.

– 마감기한은 1998년 6월 13일이었다.

● 캐나다는 CAN/CSA-C22.2 No. 601.1-M90을 사용한다.

– 마감기한은 2000년 1월이었다.

전기안전검사(Electrical safety testing)

다음에 IEC 62353 부속서 C의 점검요건과 순서를 나타내었다. 측정기기는 IEC 61010-1에 부합하는 것을 사용해야 하며 그림 5-4에 나타낸 순서개요를 따라야 한다. 예를 들면 보호접지저항의 측정은 누설전류를 측정 전에 이루어져야 한다.

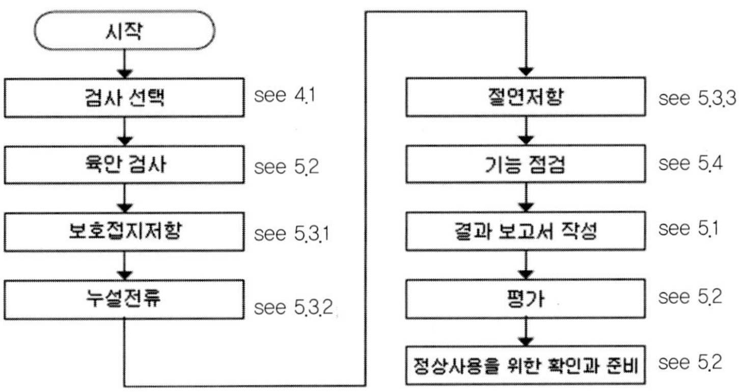

그림 5-4. IEC 6233 점검요건과 순서

그림 5-5와 5-6에 전기안전분석기(Electrical Safety Analyzer, ESA)에 대한 일반적인 연결을 나타내었으며 보유하고 있는 ESA 세부사항은 운영매뉴얼을 참조한다. IEC 62353 기준에 합당한 문서 요건은 다음과 같다.

- 점검주체(병원의 관리 부서, 독립적 조직, 제조사)의 확인
- 점검과 평가를 수행하는 사람의 이름
- 기기/시스템 및 점검한 부속품의 확인(예를 들면, 모델, 고유번호, 재고번호)
- 점검과 측정
- 날짜, 모델, 출력 및 결과치

– 육안검사

– 측정(측정치, 측정방법, 측정기기)

– 5.4에 따른 기능점검

- 평가 결론
- 평가를 수행한 자의 사인과 날짜

데이터의 저장, 검색, 검토, 분석 등을 위해 전산화된 기록 유지 시스템이 사용된다. 특히 기기항목은 반드시 표준화되어야 한다.

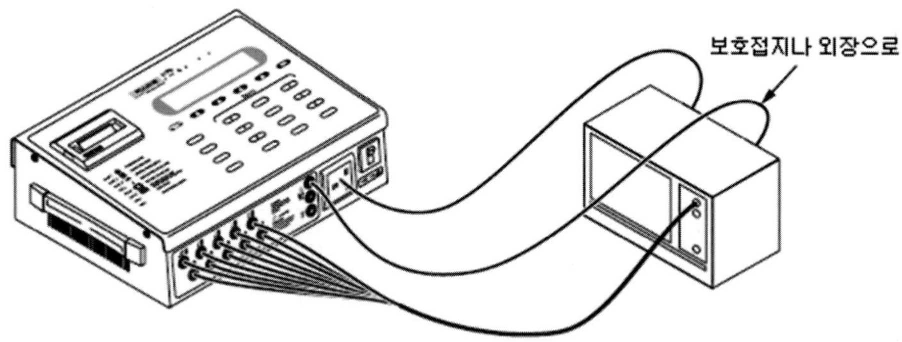

그림 5-5. 전기 안전 분석기의 일반적 연결

전기안전절차(Electrical safety procedure)

추정시간: 5분

기기정보	
관리번호:	병원:
제조사:	모델:
고유번호:	위치:
점검정보	
검사기술자:	날짜:
검사유형: 도입 _______ 수리 후 _______	
사용 검사 기기: Fluke Biomedical ESA620 이나 이와 동등한 수준의 기기	

점검 결과						
합격	실패	해당없음				
물리적 상태						
			기기는 깨끗하고 오염되지 않았다.			
			케이스, 디스플레이, 마운트, 카트, 기타 부속물에 물리적 손상이 없다.			
			스위치와 조절기는 사용이 용이하며 정확히 조정되어 있다.			
			디스플레이의 강도는 주간 사용에도 적절하다.			
			관리번호, 라벨, 경고문구가 부착되어 있으며 쉽게 읽을 수 있다.			
			정격 퓨즈가 사용되었다.			
			전원선, 액세서리 케이블, 충전기, 환자케이블, 커넥터			
			기계적 동작부의 상태는 온전하다.			
전기안전				IEC 62353 기준		
			접지선저항	〈 0.3Ω		
			앞페어 단위의 전류	**접속부**		
				Type B	Type BF	Type CF
			기기누설 – 대체 방법			
			보호접지 된 도전체에 연결되지 않거나 혹은 연결된 Class I 기기의 도전부	1000	1000	1000
			Class II ME 기기	500	500	500
			기기누설 – 직접 또는 다른 방법			
			보호접지 된 도전체에 연결되지 않거나 혹은 연결된 Class I ME 기기의 도전부에 대한 누설전류	500	500	500
			Class II ME 기기에 대한 기기누설전류(정상상태)	100	100	100
			장착부누설전류 – 대체 방법(교류.)			
			장착된 부분의 장착부누설전류	–	〈 5000	〈 50
			장착부누설전류 – 직접 방법(교류)			
			전원 전압에서 장착부의 총 환자누설전류	–	5000	100
			500 V 직류 공급 시 절연검사(옵션)	〈 2 MΩ		

점검자 : ______________________ 점검일 : ______________________

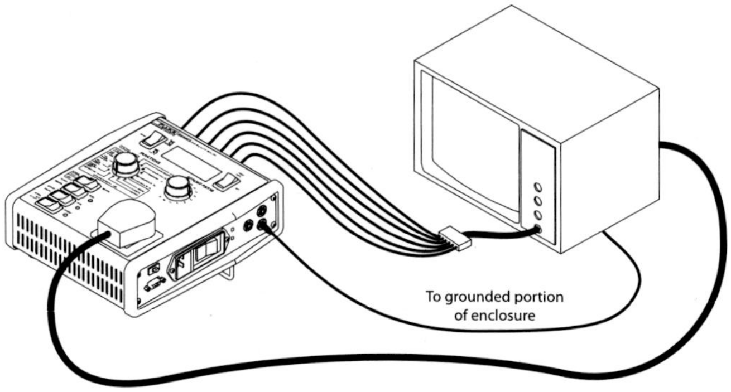

그림 5-6. ESA를 점검할 기기에 연결한 모습

물리적 상태(Physical condition)

케이스 상태를 확인하고 손상부위가 있는지 찾아보고 기기가 오염되어 있지는 않은지 확인한다. 기기의 각종 제어장치, 표시기, 화면장치 등을 확인하고 라벨은 제대로 부착되어 있으며 손상되어 읽을 수 없는 상태는 아닌지를 확인한다. 정격 퓨즈가 사용되어 있는지 확인하며 전원선, 플러그, 각종 케이블, 커넥터, 충전기 및 기타 외부 연결부위를 육안으로 확인한다. 그리고 각종 기계 부품의 상태를 확인한다.

전기안전분석기의 설정(Electrical safety analyzer(ESA) set up)

시동모드(startup mode)로 제어키를 돌려놓는다(예를 들면 ESA 620 기능 스위치는 OFF로 돌린다). ESA에 측정 케이블을 삽입한다. ESA의 플러그를 콘센트에 연결하여 작동시킨다. ESA에서 선간전압을 제대로 읽을 수 있는지를 확인한다(사진 5-1 참조).

주의: 아래의 모든 테스트는 기기를 켜거나 끈 상태에서 시행해야 한다. 측정 시 최고 값은 따로 문서로 기록하거나 예외 보고서에 사용해야 한다.

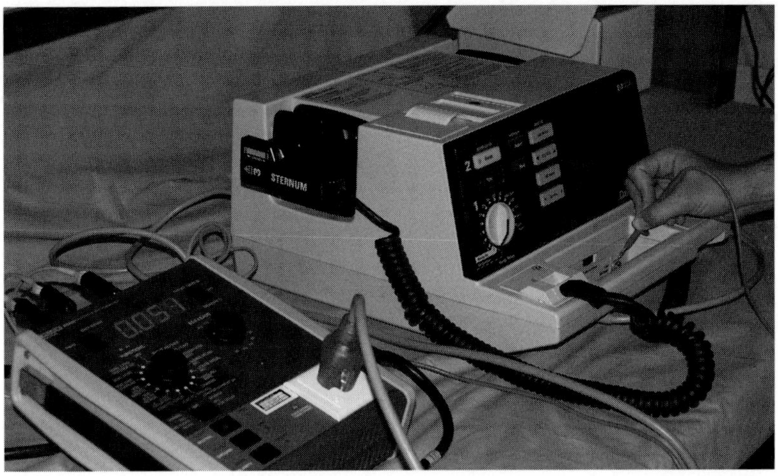

사진 5-1. 전형적 전기안전 점검 구성방식

접지선저항(Ground wire resistance)

의료기기의 전원플러그를 ESA의 콘센트에 삽입한다. 전원플러그가 고정된 기기는 검사 시 기기와 같은 전위(potential)의 접지 연결이 필요하다. 접지선은 반드시 ESA 접지 입력에 연결해야 한다. 방에서 분리 전원(isolated power)을 사용하는 기기는 접지된 분배시스템을 이용하여 검사해야 한다.

빨간 선(RED lead)을 ESA의 접지점(ground point)(예를 들면 ESA 601-PE TEST POINT)에 연결하고 제로(Zero) 버튼을 눌러 검사선저항(test lead resistance)을 "0"으로 맞춘다. 빨간접지선을 피시험 기기의 새시접지점에 연결하여 접지선저항값을 측정한다. 그림 5-7과 그 아래 표에 측정 원리에 대한 모식도를 나타내었다. 결과치를 기록하거나 예외적인 사항만을 문서로 작성한다.

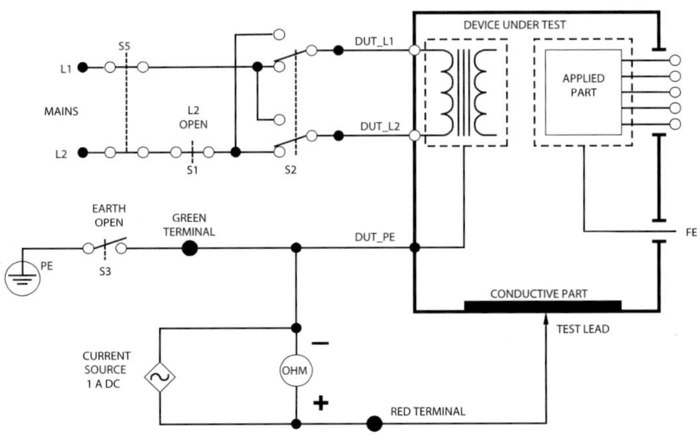

그림 5-7. 보호접지저항 점검 배치형태

Switch		Action
Diagram Reference	ESA601 Name	
S1	Neutral	–
S2	Polartiy	–
S3	Earth	Open
S4	–	–

절연 점검(Insulation tests)

새시접지점에서 빨간검사선(red test lead)을 제거하고 절연 점검을 위해 접지, 환자장착부(patient applied part) 순서로 기능선택스위치를 전환한다. 그림 5-8과 그 아래 표에 측정원리에 대한 모식도를 나타내었다.

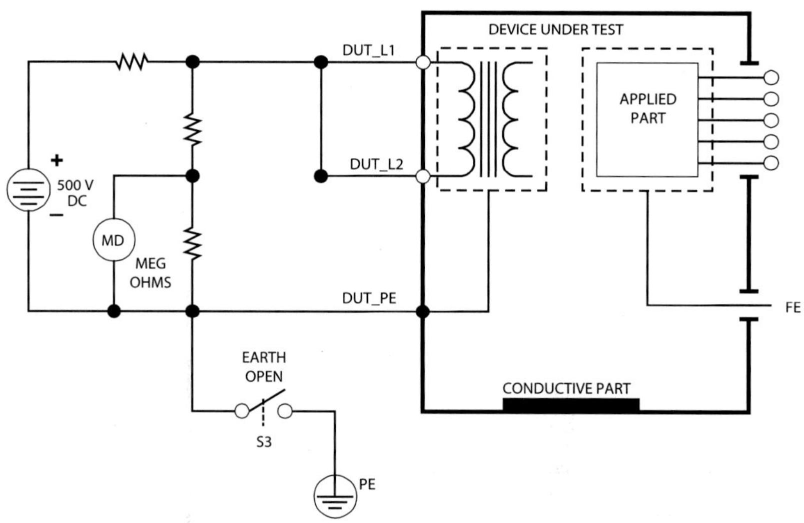

그림 5-8. 전원인가 절연저항테스트(Mains insulation resistance test) 배치 형태

Switch		Action
Diagram Reference	ESA601 Name	
S3	Earth	Open

접지누설전류(Earth electrical leakage current)

기능선택스위치를 접지누설로 전환하고 ESA 사용법에 따라 접지누설전류를 측정한다. 기기에 빨간검사선이 기기에 접촉지 않도록 하며 정방향과 역방향 극성하에서 측정한다. 이때 ESA를 급격하게 정방향과 역방향으로 전환하면 안 되며 측정값을 기록하거나 예외적인 사항만을 문서로 작성한다. 그림 5-9와 그 아래 표에 측정원리에 대한 모식도를 나타내었다.

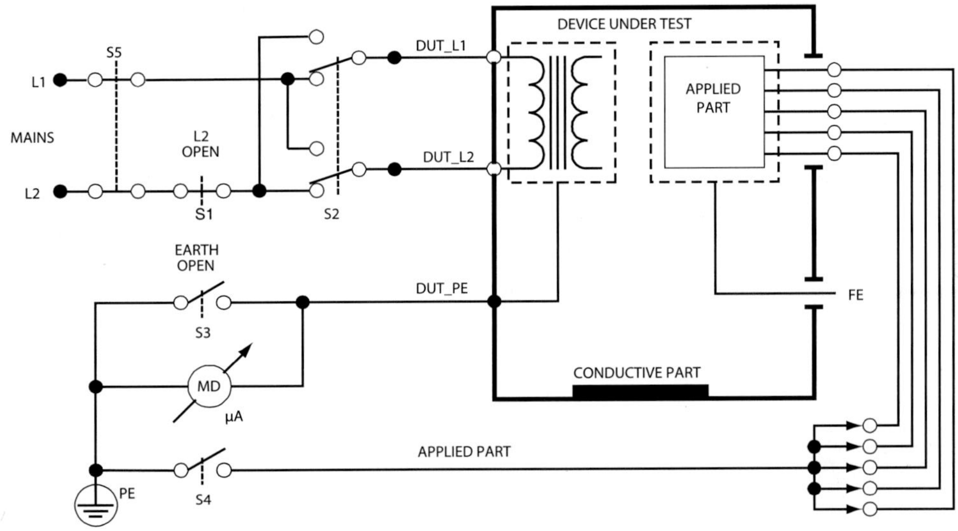

그림 5-9. 접지누설전류 점검 배치 형태

Switch		Action
Diagram Reference	ESA601 Name	
S1	Neutral	Variable
S2	Polarity	Variable
S3	Earth	Open
S4	Applied parts selection knob	Variable
S5	–	–

새시누설전류(Chassis electrical leakage current)

ESA 사용법에 따라 새시누설전류를 측정한다. 빨간 선을 기기에 접속하여 측정하며 측정은 정방향 극성과 역방향 극성하에 이루어진다. 이때 ESA를 급격하게 정방향과 역방향으로 전환하면 안 된다. 측정값을 기록하거나 예외적인 사항만을 문서로 작성한다. 그림 5-10과 그 아래 표에 측정원리에 대한 모식도와 사진 5-2에 측정모습을 나타내었다.

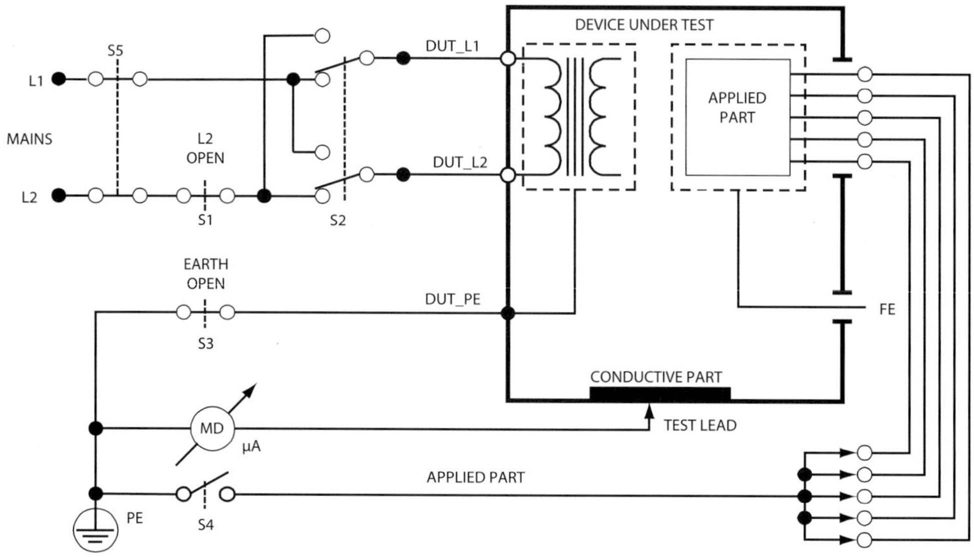

그림 5-10. 외장누설전류 점검 배치 형태

Switch		
Diagram Reference	ESA601 Name	Action
S3	Earth	Open

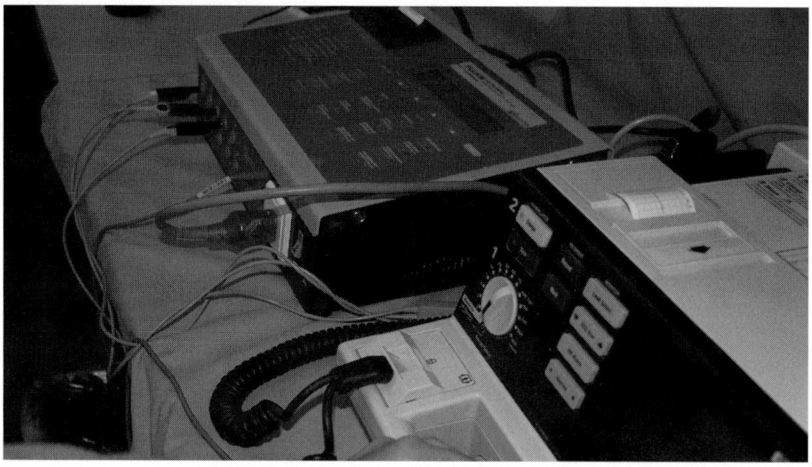

사진 5-2. 섀시/외장 누설전류 점검

환자장착부누설전류(Patient applied part leakage current)

그림 5-5와 같이 매뉴얼에 따라 환자에 연결된 선들을 ESA에 적절하게 연결하고 기능선택스위치를 환자선누설(patient lead leakage)이나 장착부누설(applied parts leakage)로 전환한다. 빨간

선을 기기에 접촉하여 측정하며 측정은 정방향 극성과 역방향 극성하에 이루어진다. 이때 ESA를 급격하게 정방향과 역방향으로 전환하면 안 된다. 점검은 함께 연결된 모든 선과 접지선과 같은 개별 선에 대해 수행하며 이후 측정값을 기록하거나 예외적인 사항만을 문서로 작성한다. 그림 5-11과 그 아래 표에 측정원리에 대한 모식도와 사진 5-3에 측정모습을 나타내었다.

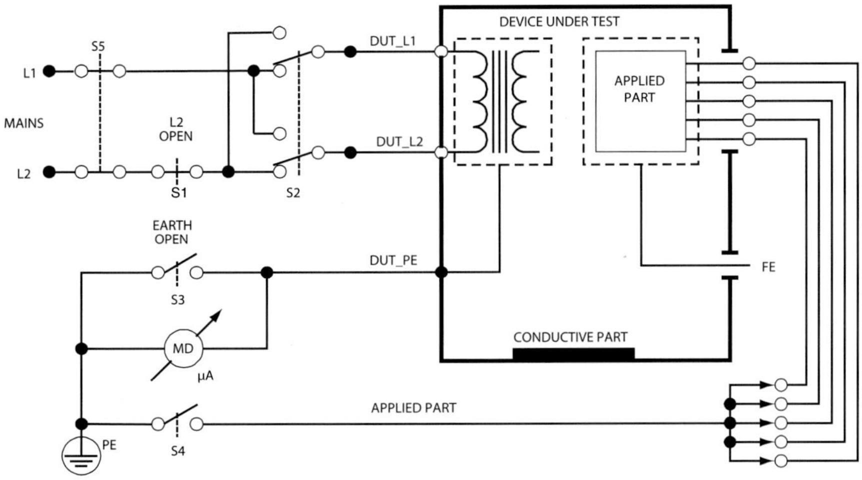

그림 5-11. 환자누설전류 점검 배치 형태

Switch		Action
Diagram Reference	ESA601 Name	
S1	Neutral	Variable
S2	Polarity	Variable
S3	Earth	Variable
S4	Applied parts selection knob	Variable
S5	–	–

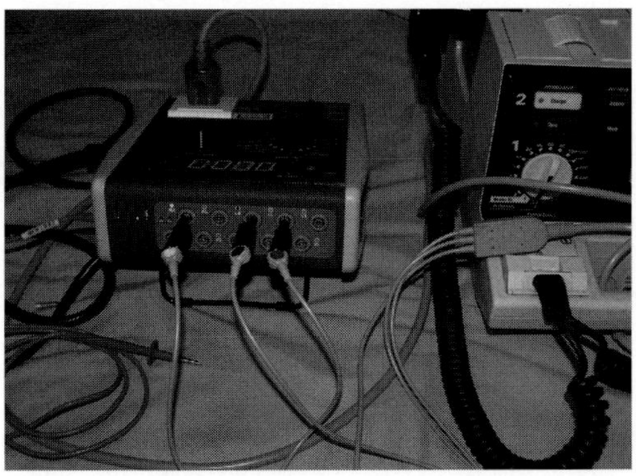

사진 5-3. 섀시/외장 누설 전류점검

선격리 검사/전원인가 장착부누설 (Lead isolation test/mains on applied parts leakage)

이 점검은 전원선이나 전원 전압을 환자장착부에 적용하므로 점검이 진행되는 동안에 환자장착부에 접촉하지 않도록 주의해야 한다. 그림 5-5와 같이 매뉴얼에 따라 환자장착부를 ESA에 적절하게 연결한다. ESA 사용법에 따라 기능선택스위치를 환자선누설이나 장착부누설로 전환한다. 빨간 선을 기기에 접촉하여 점검한다. 측정은 정방향 극성과 역방향 극성하에 이루어지며 이때 ESA를 급격하게 정방향과 역방향으로 전환하면 안 된다. 점검은 함께 연결된 모든 선과 접지선과 같은 개별 선에 대해 수행하며 이후 측정값을 기록하거나 예외적인 사항만을 문서로 작성한다. 그림 5-12와 그 아래 표에 측정원리에 대한 모식도와 사진 5-2에 측정모습을 나타내었다.

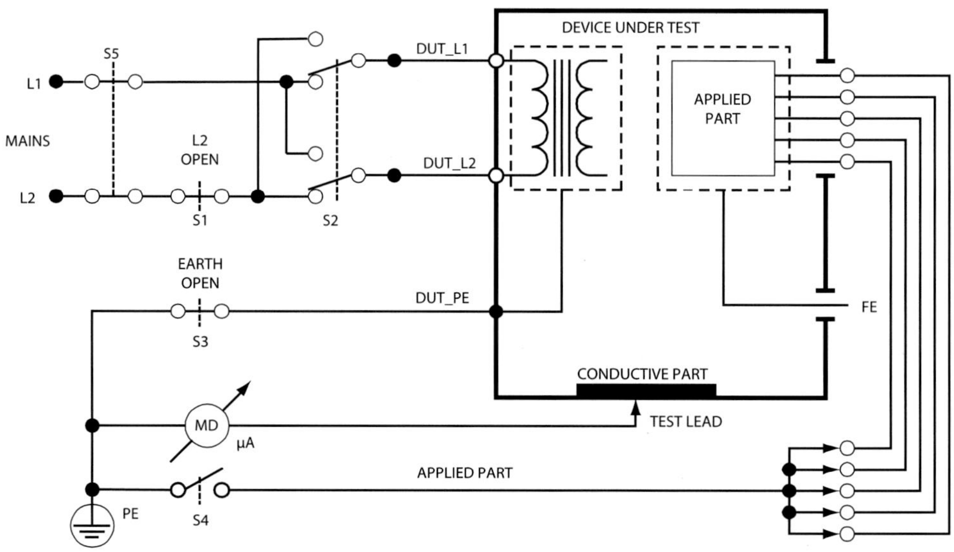

그림 5-12. 전원인가 장착부누설전류점검 배치 형태

Switch		Action
Diagram Reference	ESA601 Name	
S1	Neutral	Closed
S2	Polarity	Variable
S3	Earth	Closed
S4	M.A.P./500 V	Variable
S5	–	–
S6	Applied parts selection knob	Variable

기기의 사용

기기를 다시 사용하기에 앞서 모든 부분을 원래의 설정으로 조정하며 배터리 충전을 위해 전원플러그를 꽂아놓는다.

Chapter 06
기기 점검절차

이 장에서는 일반적으로 사용하는 의료기기에 대한 예방점검과 점검절차에 대해 다룬다. 개별 절차마다 필요한 점검기기, 점검추정시간, 문서화를 위한 검사점검항목이 나열되며 점검항목은 물리적 상태, 전기안전, 예방점검, 동작점검의 4개 범주로 세분된다. 이해를 돕고자 다음에 일반기기에 대한 점검양식을 나타내었다.

일반기기 점검절차(General equipment procedure) 추정시간: 20분

기기정보	
관리번호:	병원:
제조사:	모델:
고유번호:	위치:
점검정보	
검사기술자:	날짜:
검사유형: 도입 _______ 수리 후 _______	
사용 검사 기기: ISA 601 전기안전분석기 (또는 이와 동등한 수준의 기기), 기타 필요한 기기	

점검 결과				
합격	실패	해당없음		
물리적 상태				
			기기가 깨끗하고 오염되지 않았다.	
			케이스, 디스플레이, 마운트, 카트, 또는 기타 부속물에 물리적 손상이 없다.	
			스위치와 조절기는 사용이 용이하며 정확히 조정되어 있다.	
			디스플레이의 강도는 주간 사용에도 적절하다.	
			관리번호, 라벨, 경고문구가 부착되어 있으며 쉽게 읽을 수 있다.	
			주입구와 호스	
			전원선, 액세서리 케이블, 충전기	
			필터와 통풍구의 청결성	
전기안전				
			접지선저항	< 0.3Ω
			새시누설전류	< 100 μA 정상상태 < 500 μA 단일고장상태
			환자누설전류	< 100 μA B 와 BF < 10 μA CF
			환자선누설전류–절연검사(환자장착부에 전원인가 시)	< 100 μA BF < 10 μA CF
			500V 공급 시 절연(저항)검사 (옵션)	< 2 MΩ
예방점검				
			24개월마다 배터리 교체	
			모델별 특정 예방점검 수행	
			외장 청결	
			필요한 부분의 윤활	
			모델별 특정 예방점검 수행	
동작점검				
			제조사 사양에 적합한 기기 동작	
			배터리 전원만을 이용한 기기구동 여부	
			알람 음	
			알람 표시	
			원격 알람	
			모델별 특정 성능테스트 수행	

물리적 상태(physical condition)와 전기안전(electrical safety)의 항목은 모든 의료기기에 기본적으로 적용되는 일반적인 항목으로서, 모든 점검항목에 기재되어 있으며 점검 시에 반드시 수행해야 한다. 따라서 이러한 기본적인 유지보수 작업은 구체적인 기기점검절차에서는 논의하지 않는다.

물리적 상태

이 항목은 기기의 물리적 상태를 확인하는 것으로써 모든 의료기기에 대해 반드시 수행해야 한다.

· **기기가 깨끗하고 오염되지 않았다:** 환자에게 사용한 기기의 청소 정도를 확인하는 것으로 점검 시에는 기기의 외면(exterior)의 청결을 검사한다. 만약 기기에 혈흔이나 다른 액체가 묻어있으면 병원의 기기 감염 방지 규정과 제조사에서 권고하는 청소 방법에 따라 깨끗하게 청소해야 한다.

· **케이스, 디스플레이, 고정대(mounts), 카트(cart), 또는 기타 부속물에 물리적 손상이 없다:** 기기의 일반적인 물리적 상태를 검사한다. 기기의 플라스틱 덮개가 온전하며 모든 부속물이 잘 고정되어 있는지 확인한다. 또한 외면에 금(cracks)이나 떨어져 나간 부분이 있는지 검사한다. 각종 받침대(shelves)나 버팀대(brackets)의 안전을 점검한다. 바퀴(castors)의 상태를 점검하여 회전, 선회, 제동(brake)이 정상적으로 잘 되는지 확인한다.

· **스위치와 조절기는 사용이 용이하며 정확히 조정되어 있다:** 모든 스위치, 버튼, 가변저항 손잡이(knob), 그 밖에 여러 조절기들이 올바르게 동작하는지 확인한다. 특히 가변저항 손잡이의 경우 제어판에 표기된 위치에 맞게 조정되어 있는지 확인한다.

· **디스플레이의 강도는 주간 사용에도 적절하다:** 모든 표시등(light), LED, 디스플레이가 적절한 밝기를 유지하는지 확인한다. 특히 디스플레이는 정상적인 작동 조건하에서 쉽게 읽을 수 있어야 한다.

· **관리번호, 라벨, 경고문구가 부착되어 있으며 쉽게 읽을 수 있다:** 모든 관리번호, 기기라벨, 경고문구 등을 쉽게 읽을 수 있는지 확인한다. 특히 관리번호나 검사 확인 스티커가 기기의 경고문구나 기기정보문구에 가리지 않았는지 확인한다.

· **주입구와 호스:** 기기의 외부에 연결되어 있는 모든 배관(tubing)이나 호스(hoses)의 상태를 점검한다. 배관이나 호스가 금이 가거나 비틀어지지 않았는지 확인한 후 각종 연결부(connectors)의 일반적인 상태를 점검하면서 벗겨지거나 꼬여서 생긴 손상 여부를 파악한다. 그리고 연결부가 단단히 조여있는지를 확인한다.

· **전원선, 액세서리 케이블, 충전기:** 전원선의 물리적 상태를 확인한다. 단선, 마모, 절연 상태를 파악하고 플러그의 물리적 상태를 점검하여 접지 단자가 꺾이거나 느슨한지 확인한다. 변형 방지기(strain reliefs)가 손상되었는지 확인하고, 케이블의 물리적 상태 및 마모여부 그리고 연결부위가 꺾이거나 느슨한지를 확인한다. 각종 연결부위에 겔이나 머리카락과 같은 이물질이 쌓여 있지 않으며 부식된 부분 없이 깨끗한지 확인한다. 일회용 액세서리들의 유효기간을 확인한다.

· **필터와 통풍구의 청결성:** 필터나 통풍구에는 먼지나 기타 이물질이 없어야 한다. 냉각팬(cooling fans)은 특히 주의를 기울여 확인해야 하며 필터는 필요 시 청소 또는 교체한다.

전기안전

이 항목은 기기의 전기적 안전을 확인함으로써 환자에게 발생할 수 있는 쇼크를 방지하는 중요한 역할을 담당한다. 앞서 5장에서 소개한 전기안전 과정에 따라 항목검사를 진행한다. 접지선저항(ground wire resistance), 섀시누설전류(chassis leakage)를 측정하고 가능하다면 환자리드선(patient leads)의 누설전류도 측정한다. 전기안전은 모든 의료기기에 반드시 적용되는 필수항목이다.

· **기기별 특정 항목:** 기기의 일반적인 물리적, 전기안전 확인과는 별도로 개별 기기에 맞는 유지보수작업과 점검기준에 따라 예방점검과 성능검사는 수행한다.

그 예로 일반적 지침사항에 따르면 충전용 배터리는 24개월마다 교체해야 하지만 자동심실제세동기(automatic external defibrillators)에 사용하는 충전용 배터리처럼 자주 사용하지 않는 경우에는 일반적 기준과는 달리 좀 더 오래 사용할 수 있도록 하여 일반적인 기준에 부합하지 않을 수 있다. 따라서 만일 제조사에서 권고하는 배터리 교체 주기가 있다면 그 주기에 따라 교체하는 것이 좋다. 배터리 교체 후에는 반드시 전기안전검사를 시행하며 항상 배터리 교체 전에 기기의 동작을 확인하고 배터리 교체 이후 기능점검을 수행해야 한다.

이러한 점검절차들은 일반기기 유형에 적용되며 특정 모델에 대한 부가적인 점검이나 유지보수 절차는 해당 기기의 서비스매뉴얼을 확인한다.

예방점검

모델별 특정 예방점검 수행: 기기별로 제공되는 서비스매뉴얼을 참조하여 제조사에서 권고하는 절차에 따라 예방점검을 수행한다.

동작점검

모델별 특정 성능테스트 수행: 모델별 특정 동작검사는 서비스매뉴얼을 참고하여 제조사에서 권고하는 절차에 따라 실시한다.

기기의 이용 재개: 유지보수가 끝나면 기기는 이전에 임상에서 사용하던 상태로 되돌려 놓아야 한다. 특히 기능검사 중에 조절한 경고음의 제한치(alarm limits)는 반드시 원래 이용 장소에 맞게 음량을 조정해야 한다.

만약 기기를 바로 사용하지 않을 경우에는 향후 사용에 대비하여 반드시 전원선을 꽂아 배터리를 충전시켜 놓아야 한다.

무호흡 감시장치(Apnea monitor)

무호흡이란 호흡이 정지된 상태를 뜻한다. 무호흡 감시장치는 무호흡을 감시하는 기기로써 호흡(respiration) 중에 흉강(thoracic cavity)의 전기적 임피던스변화를 측정하여 감지한다. 보통 환자 몸에 전극과 함께 감시장치에 연결된 리드선(lead wires)을 부착하며 장치 화면에는 환자의 심박수와 호흡수가 나타나는데, 이러한 매개변수의 제한치는 미리 설정할 수 있다. 만일 무호흡 상태가 감지되거나 설정한 제한치를 넘어선 경우에는 경고음이 울린다. 이러한 형태의 감시장치는 고위험 신생아 감시에 주로 사용된다.

권장기능 점검주기: 6개월마다

위험평가 샘플

기준: 각 범주에서 평가항목 하나를 선택한다.	기준점수	취득점수
임상적 기능		
환자와 접촉하지 않음	1	
기기가 환자와 접촉할 가능성이 있으나, 기능은 중요하지 않음	2	
기기가 환자 진단이나 직접적인 감시에 사용됨	3	3
기기가 직접적인 환자치료에 사용됨	4	
기기가 생명유지를 위해 사용됨	5	
물리적 위험		
기기 고장으로 인한 특별한 위험이 없음	1	
기기 고장으로 인해 낮은 정도의 위험이 나타날 수 있음	2	
기기 고장으로 인해 부적절한 치료, 오진, 감시기능손상 등이 나타날 수 있음	3	
기기 고장으로 인해 환자나 사용자가 심각한 손상을 당하거나 사망에 이를 수 있음	4	4
문제회피 가능성		
유지보수나 검사가 기기의 신뢰성에 영향을 주지 않음	1	
일반적인 기기 고장 양상을 예측할 수 없거나 예측이 어려움	2	
일반적 기기 고장 양상을 예측하기 어렵지만, 기기이력을 통해 기술제공자가 점검하는 동안 기기의 문제를 발견할 수 있음	3	3
일반적 기기 고장을 예측할 수 있고 예방점검을 통해 고장을 예방할 수 있음	4	
예방점검이나 검사에 대한 특별한 관련 규정이나 제조사의 권고사항이 있음	5	
사고이력		
중요한 사고이력이 없음	1	
중요한 사고이력이 있음	2	2
구체적인 점검 일정에 대한 제조사 /규제요구 사항		
권고나 규제가 없음	1	1
검사에 필요한 독립적인 수치평가적 시스템을 요구함	2	
총점:		13
검사 지정: 0.0x 0.5x 1x 2x 3x 4x (연간 검사 횟수)		2

무호흡 감시장치 점검절차

추정시간: 25분

기기정보	
관리번호:	병원:
제조사:	모델:
고유번호:	위치:
점검정보	
검사기술자:	날짜:
검사유형: 도입 _______ 수리 후 _______	
사용 검사 기기: ISA 601 전기안전분석기(Electrical Safety Analyzer) (또는 이와 동등한 수준의 기기) MPS 450 다변수시뮬레이터(Multiparameter Simulator) (또는 이와 동등한 수준의 기기) 스톱워치(stopwatch)나 초침이 있는 시계	

점검 결과				
합격	실패	해당없음		
물리적 상태				
			기기가 깨끗하고 오염되지 않았다.	
			케이스, 디스플레이, 마운트, 카트, 또는 기타 부속물에 물리적 손상이 없다.	
			스위치와 조절기는 사용이 용이하며 정확히 조정되어 있다.	
			디스플레이의 강도는 주간 사용에도 적절하다.	
			관리번호, 라벨, 경고문구가 부착되어 있으며 쉽게 읽을 수 있다.	
			주입구와 호스	
			전원선, 액세서리 케이블, 충전기	
			필터와 통풍구의 청결성	
전기안전				
			접지선저항	〈 0.3Ω
			섀시누설전류	〈 100 μA 정상상태 〈 500 μA 단일고장상태
			환자누설전류	〈 100 μA B 와 BF 〈 10 μA CF
			환자선누설전류–절연검사(환자장창부에 전원인가 시)	〈 100 μA BF 〈 10 μA CF
			500V 공급 시 절연(저항)검사 (옵션)	〈 2 MΩ
예방점검				
			24개월마다 배터리 교체	
			모델별 특정 예방점검 수행	
동작점검				
			배터리 전원만을 이용한 기기구동 여부	
			심박수 정확도	±5%
			호흡수 정확도	±5%
			무호흡 알람기능	
			무호흡 알람 지연시간	±20%
			ECG 간섭이 제거된 60 bpm의 심박수	
			알람기능	
			모델별 특정 동작 성능테스트 수행	

물리적 상태

일반기기 점검항목에서 언급한 것과 같이 기기의 물리적 상태를 점검한다.

전기안전

5장에서 소개한 항목에 따라 전기안전점검을 수행한다. 접지선저항, 섀시누설전류, 리드선 누설전류를 점검한다.

예방점검

배터리 교체: 배터리는 24개월마다 교체하여야 한다. 필요한 경우에는 더 자주 교체할 수 있다.

모델별 특정 예방점검 수행: 모델별 특정 예방점검은 서비스매뉴얼을 참고하여 제조사에서 권고하는 절차에 따라 실시한다.

동작점검

배터리 전원만을 이용한 기기 구동 여부: 기기의 전원선이 콘센트에 꽂혀 있을 때 ac 전원표시등이 점등하는지 점검한다. 이후 전원선을 콘센트에서 빼고 배터리만으로 기기를 구동하여 나머지 기능점검을 수행한다. 이때 ac 전원표시등은 소등되고 배터리 표시등이 점등되어야 한다. 점검을 마무리하는 시점에는 전원선을 다시 콘센트에 연결해야 한다.

심박수 정확도, 호흡수 정확도: 환자리드선(patient leads)을 MPS 450에 연결한다. 기본 설정에 의해 MPS 450에서 만들어지는 호흡 신호(respiratory signal)는 왼팔리드선(left arm lead, LA) 쪽으로 출력되나 필요에 따라 왼발(left leg, LL)로 바꿀 수 있다. 이를 위해서는 주메뉴에서 '0(SETUP)' 을 누르고, 맨 왼쪽의 파란색 화살표 키를 눌러 'RESP' 나 'LEAD' 를 선택하면 호흡리드선(respiratory lead)을 왼팔에서 왼발로 전환할 수 있다. 그러나 일반적으로 호흡리드선은 왼팔리드선 쪽으로 연결한다.

MPS 450 상의 심박수를 120 bpm으로 설정하고 '1(NSR)' 을 누른다. 이후 'UP', 'DOWN' 키를 눌러 심박수를 조절한다. 같은 방법으로 호흡수를 60breaths/min로 맞추고 '2(RESP)' 를 누른 후 조절키로 호흡수를 조절한다.

측정되는 심박수와 호흡수는 설정치의 5% 이내가 되어야 한다. 즉, 심박수를 120 bmp으로 설정한 경우에는 기기에 114~126 bpm 사이가 표시되야 하고 60 breaths/min으로 설정된 호흡수는 기기에 57 ~ 63 breaths/min 사이가 표시되어야 한다.

무호흡 알람기능: MPS 450에서 '2(RESP)' 번 버튼을 누른다. 무호흡 상태를 실험하려면 MPS 450의 가장 오른쪽에 있는 'APNE' 버튼을 누른다. 'PREV'와 'NEXT' 버튼을 사용하여 무호흡 지속 기간 사이클 설정한 후 'CONTINUOUS'를 선택한다. 무호흡 상태 시작을 위해 'RUN' 버튼을 누른다. 이때 기기에서는 무호흡 상태를 알리는 알람이 울리는데 일반적으로 알람은 30초 이내에 울리게 설정되어 있다. 확인이 끝나면 무호흡 상태를 멈추고 정상상태로 돌아가기 위해 'STOP' 버튼을 누른다.

무호흡 알람 지연시간(Apnea alarm delay time): 실험을 위해 앞에서 언급한 대로 무호흡 상태를 만든다. 무호흡 상태 지속 시간을 '계속'으로 설정한 후 'RUN' 버튼을 눌러 무호흡 상태를 재시작한 뒤 스톱워치를 눌러 시간을 측정한다. 알람이 울리면 시간측정을 종료한다. 'END' 버튼을 눌러 정상 호흡 상태로 되돌려 알람이 울리지 않게 한다. 실제 알람이 측정된 시간과 모니터 상에 표시되는 알람 사이의 지연시간을 비교한다. 이 경우 시간은 설정한 지연시간의 20% 이내여야 한다. 즉, 무호흡 지연시간이 30초라면 알람은 36초(30/0.2=6초) 이내에는 울려야 한다.

ECG 간섭이 제거된 60 bpm의 심박수: 이 검사는 ECG 신호상에서 잘못 감지된 QRS 군과 같은 호흡을 제거하는 동시회로(coincidence circuit)를 점검하는 것이다. MPS 450에서 '2(RESP)'를 눌러 메뉴를 호흡으로 전환한 뒤 호흡수를 60 bpm으로 설정한다. 다시 '1(NSR)'을 눌러 메뉴를 정상동성리듬(Normal Sinus Rhythm)으로 전환한 후 심박수를 60 bpm에 맞춘다. 모니터에서 알람이 울리는 것을 확인하고 심박수를 다시 120 bpm으로 재설정한다.

알람기능: 모든 알람이 제대로 기능하며 음량이 적절한지를 확인한다. 또한 알람 여부를 육안으로 확인할 수 있는 시각 표시기(visual indicators)가 제대로 기능하는지 확인한다. 심박수와 호흡수 알람이 개별적으로 작동하는지와 모니터 상의 알람설정을 확인한다.

MPS 450에서 1'(NSR)을 눌러 정상동성리듬 메뉴로 전환한다. 심박수를 최저 심박 제한치(low heart rate limit) 이하로 낮추어 알람이 울리는지 확인한 후 다시 심박수를 올려 알람이 꺼지는지 확인한다. 심박수를 최고 알람 제한치(high alarm limit)보다 조금 상회하도록 증가시켜 알람이 울리는지 확인한다. 이후 심박수를 120 bpm으로 재설정하여 알람이 꺼지는지 확인한다. 기기에 따라 알람이 자동으로 꺼지지 않고 수동으로 꺼지게 설정된 경우도 있다.

MPS 450에서 '2(RESP)' 번 버튼을 눌러 호흡 메뉴로 전환한다. 앞서 시행한 최저, 최고 제한치 알람 확인을 시행하여 알람의 정상 동작 상태를 확인한 후 호흡을 60 breaths/min 상태로 재설정하여 알람이 꺼지도록 한다.

마지막으로 우발적 전원차단 알람(accidental power off alarm)을 점검한다. 유아에게 사용하는 무호흡 모니터의 경우 대부분 전원이 우발적으로 꺼지는 경우 경고음이 나는 기능(sibling alarm)이 탑재되어 있기 때문에 경고음 없이 모니터의 전원을 끄려면 전원을 끄는 동안 리셋버튼을 동시에 누르는 등의 과정이 필요하다. 이런 과정에 대한 자세한 내용은 운영자매뉴얼을 참고하기 바란다. 이런 상황에서의 알람을 확인하기 위해 사전에 정해진 순서를 무시하고 전원을 바로 꺼 모니터는 꺼지더라도 알람이 울리는지 확인한다. 이렇게 발생한 알람을 제거하는 방법에 관해서는 운영자매뉴얼을 참고한다.

모델별 특정 성능테스트 수행: 기기별로 제공되는 서비스매뉴얼을 참조하여 제조사에서 권고하는 절차에 따라 검사를 수행한다.

기기의 이용 재개: 기기의 이용 재개에 앞서 모든 알람을 원래의 설정으로 재설정하고 적절한 음량을 확인한다. 배터리 충전을 위해 전원선을 콘센트에 연결한다.

흡인기(Aspirator)

흡인기는 가스, 유체, 조직 또는 다른 인체 부유물 흡입에 사용하는 기기로써 흡입펌프(suction pump)나 진공(펌프)(vacuum) 등으로 불리기도 한다. 흡인기는 일반적으로 흡입펌프, 수거용기, 튜빙, 압력게이지와 진공압력 조절기 등으로 구성되어 있다. 기본원리는 체강 내에 삽입한 흡인튜브를 통해 부유물을 빨아들여 수거용기에 저장하는 것이다.

권장기능 점검주기: 12개월마다

위험평가 샘플

기준: 각 범주에서 평가항목 하나를 선택한다.	기준점수	취득점수
임상적 기능		
환자와 접촉하지 않음	1	
기기가 환자와 접촉할 가능성이 있으나, 기능은 중요하지 않음	2	
기기가 환자 진단이나 직접적인 감시에 사용됨	3	
기기가 직접적인 환자치료에 사용됨	4	4
기기가 생명유지를 위해 사용됨	5	
물리적 위험		
기기 고장으로 인한 특별한 위험이 없음	1	
기기 고장으로 인해 낮은 정도의 위험이 나타날 수 있음	2	2
기기 고장으로 인해 부적절한 치료, 오진, 감시기능손상 등이 나타날 수 있음	3	
기기 고장으로 인해 환자나 사용자가 심각한 손상을 당하거나 사망에 이를 수 있음	4	
문제회피 가능성		
유지보수나 검사가 기기의 신뢰성에 영향을 주지 않음	1	
일반적인 기기 고장 양상을 예측할 수 없거나 예측이 어려움	2	2
일반적 기기 고장 양상을 예측하기 어렵지만, 기기이력을 통해 기술제공자가 점검하는 동안 기기의 문제를 발견할 수 있음	3	
일반적 기기 고장을 예측할 수 있고 예방점검을 통해 고장을 예방할 수 있음	4	
예방점검이나 검사에 대한 특별한 관련 규정이나 제조사의 권고사항이 있음	5	
사고이력		
중요한 사고이력이 없음	1	1
중요한 사고이력이 있음	2	
구체적인 점검 일정에 대한 제조사 /규제요구 사항		
권고나 규제가 없음	1	1
검사에 필요한 독립적인 수치평가적 시스템을 요구함	2	
총점:		10
검사 지정: 0.0x 0.5x 1x 2x 3x 4x (연간 검사 횟수)		1

흡인기 점검절차

추정시간: 20분

기기정보	
관리번호:	병원:
제조사:	모델:
고유번호:	위치:
점검정보	
검사기술자:	날짜:
검사유형: 도입 _______ 수리 후 _______	
사용 검사 기기: ISA 601 전기안전분석기(Electrical Safety Analyzer) (또는 이와 동등한 수준의 기기) DPM 4 압력계(Pressure Meter) (또는 이와 동등한 수준의 기기) 스톱워치(stopwatch)나 초침이 있는 시계 튜빙(tubing)과 DPM 4에 연결하는 연결장치(connector)	

점검 결과				
합격	실패	해당없음		
물리적 상태				
			기기가 깨끗하고 오염되지 않았다.	
			케이스, 디스플레이, 마운트, 카트, 또는 기타 부속물에 물리적 손상이 없다.	
			스위치와 조절기는 사용이 용이하며 정확히 조정되어 있다.	
			디스플레이의 강도는 주간 사용에도 적절하다.	
			관리번호, 라벨, 경고문구가 부착되어 있으며 쉽게 읽을 수 있다.	
			주입구와 호스	
			전원선, 액세서리 케이블, 충전기	
			필터와 통풍구의 청결성	
전기안전				
			접지선저항	〈 0.3Ω
			섀시누설전류	〈 100 μA 정상상태 〈 500 μA 단일고장상태
			환자누설전류	〈 100 μA B 와 BF 〈 10 μA CF
			환자선누설전류–절연검사(환자장착부에 전원인가 시)	〈 100 μA BF 〈 10 μA CF
			500V 공급 시 절연(저항)검사 (옵션)	〈 2 MΩ
예방점검				
			24개월마다 배터리 교체	
			필터 교체	
			모터 윤활	
			모델별 특정 예방점검 수행	
동작점검				
			배터리 전원만을 이용한 기기구동 여부	
			진공게이지의 정확도	±10%
			최대 진공 — 흉부, 저압: 응급, 수술, 기도, 자궁: 유축펌프:	〉 40 mmHg 〉 400 mmHg 〉 200 mmHg
			진공상승시간 — 흉부: 응급, 수술, 기도: 자궁: 유축펌프:	〈 4 sec/30 mmHg 〈 4 sec/300 mmHg 〈 3 sec/30 mmHg 〈 2 sec/150 mmHg
			모델별 특정 성능테스트 수행	

물리적 상태

일반기기 점검항목에서 언급한 것과 같이 기기의 물리적 상태를 점검한다.

전기안전

5장에서 소개한 항목에 따라 전기안전점검을 수행한다. 접지선저항, 새시누설전류, 리드선(lead)누설전류를 점검한다.

예방점검

배터리 교체: 배터리는 24개월마다 교체하여야 한다. 필요한 경우에는 더 자주 교체할 수 있다.

필터 교체: 필터를 확인하고 필요 시 교체한다. 필터 교체 방법은 서비스매뉴얼을 참고한다.

모터 윤활: 제조사의 서비스매뉴얼을 참고하여 펌프모터를 윤활을 한다. 모터에 따라 윤활이 필요 없는 경우도 있다.

모델별 특정 예방점검 수행: 기기별로 제공되는 서비스매뉴얼을 참조하여 제조사에서 권고하는 절차에 따라 예방점검을 수행한다.

동작점검

배터리 전원만을 이용한 기기구동 여부: 기기의 전원선이 콘센트에 꽂혀 있을 때 ac 전원표시등이 점등하는지 점검한다. 이후 전원선을 콘센트에서 빼고 배터리만으로 기기를 구동하여 나머지 기능점검을 수행한다. 이때 ac 전원표시등은 소등되고 배터리 표시등이 점등되어야 한다. 점검을 마무리하는 시점에는 전원선을 다시 콘센트에 연결해야 한다.

진공게이지(gauge) 정확도: DPM 4를 사진 6-1과 같이 연결하고 DRM 4 압력계를 가동한다. DPM 4의 압력단위(pressure units) 기본값은 mmHg로 설정되어 있다. 만약 압력게이지의 단위가 다르게 설정되어 있으면 'UNIT' 키(soft key)를 눌러 원하는 단위로 설정한다. 대부분의 흡인기는 mmHg 단위로 진공을 측정한다.

DPM 4의 압력 포트(pressure port)는 일반 대기 상태에서 '0.0' mmHg로 표시된다. DPM 4 전방에 있는 압력 포트에 흡인기를 연결한다.

이 경우 커넥터는 숫 루어 잠금 커넥터(male leur lock connector)를 사용하며 흡인기의 환자 사용 튜빙 포트에 연결해야 한다. 흡인기를 가동하여 최저 진공 상태로 설정한 후에 점진적으

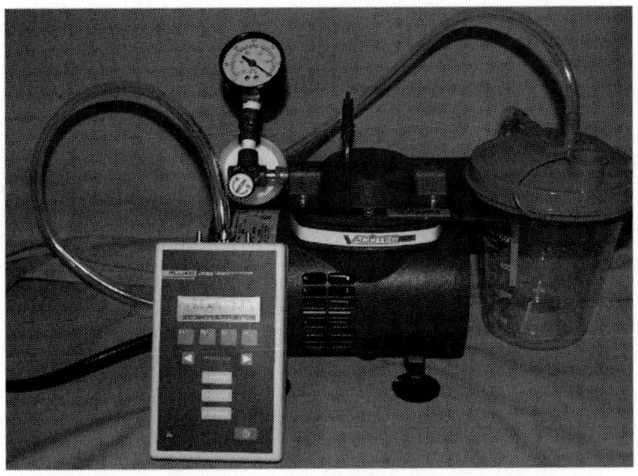

사진 6-1. DPM4를 이용한 흡인기 진공정확도 확인

로 최대 진공 상태까지 설정범위를 확대한다.

DPM 4에서 측정한 진공값을 진공게이지값과 비교한다. 게이지값은 DPM 4 측정값의 10% 이내여야 한다. 즉, 게이지의 진공값이 300 mmHg라면 실제로 측정한 진공은 270~330 mmHg 사이여야 한다.

최대 진공: 흡입 튜빙을 DPM 4에서 뺀 후 마개(stopcock)를 잠금 상태로 전환하거나 간단히 엄지손가락을 이용하여 차단한다. 흡인을 최대 진공으로 설정한다.

이 테스트에 앞서 진공게이지의 정확성을 반드시 확인해야 한다. 점검양식에 있는 수치들은 일반동작 시의 지침이므로 실제 성능 측정은 흡인기의 운영자매뉴얼을 참고하여 수행한다. 만약 진공값이 낮게 측정되었으면 수거용기의 마개나 호스에서 공기가 새는지 확인한다. 확인이 끝나면 막았던 튜빙을 원상태로 되돌린다.

진공상승시간(Vacuum rise time): 흡인기의 진공을 최대로 설정하고 흡입 튜빙을 막는다. 스톱워치나 초시계를 이용하여 점검양식 상의 진공 수준까지 도달하는 시간을 측정한다.

흉부흡인기(thoracic aspirators)는 4초 이내 30 mmHg에 도달해야 하고 응급, 수술, 기도흡인기는 4초 이내에 300 mmHg에 도달해야 한다. 자궁흡인기의 경우 3초 이내에 300 mmHg에 도달해야 하며, 유축펌프(breast pumps)는 2초 이내 150 mmHg에 도달해야 한다. 이 경우에도 점검양식에 있는 수치들은 일반동작 시의 지침이므로 실제 성능 측정은 흡인기의 운영자매뉴얼을 참고하여 수행한다.

모델별 특정 성능테스트 수행: 모델별 특정 동작검사는 서비스매뉴얼을 참고하여 제조사에서 권고하는 절차에 따라 실행한다.

기기의 이용 재개: 기기의 이용 재개에 앞서 모든 흡인기 상태를 원래 설정으로 전환한다. 그리고 배터리 충전을 위해 전원선을 콘센트에 연결한다.

심박출량계(Cardiac output unit)

심박출량계(Cardiac output unit)는 일정 시간 동안 심장에서 분출되는 혈액량을 측정하는 기기로서 L/min(분당 리터) 단위를 사용한다. 심박출량은 몸에 전달되는 혈액량을 말하며 심장의 전반적인 상태나 조직관류(tissue perfusion)를 가늠할 수 있다. 심장에서 나오는 혈류는 열희석법으로 측정하는데 이는 풍선 카테터를 통해 차가운 용액을 심장 상류에 주입한 후 하류로 흘러나온 용액과의 온도차이를 비교하는 방법이다. 즉, 삽입한 풍선 카테터를 통해 차가운 용액(ice water)을 주입하면 용액은 카테터 말단 이전에 있는 약 12인치 정도의 작은 구멍을 통해 흘러나오게 되며 이후 주변 혈액의 온도를 카테터 팁 쪽에 있는 서미스터에서 측정하게 된다. 심박출량계에서는 이 서미스터에서 전달된 신호를 처리하여 심박출량뿐만 아니라 수축용량과 같은 다른 혈역학적 인자를 확인할 수 있는 열희석곡선(thermal dilution curve)을 보여준다.

권장기능 점검주기: 12개월마다

위험평가 샘플

기준: 각 범주에서 평가항목 하나를 선택한다.	기준점수	취득점수
임상적 기능		
환자와 접촉하지 않음	1	
기기가 환자와 접촉할 가능성이 있으나, 기능은 중요하지 않음	2	
기기가 환자 진단이나 직접적인 감시에 사용됨	3	3
기기가 직접적인 환자치료에 사용됨	4	
기기가 생명유지를 위해 사용됨	5	
물리적 위험		
기기 고장으로 인한 특별한 위험이 없음	1	
기기 고장으로 인해 낮은 정도의 위험이 나타날 수 있음	2	
기기 고장으로 인해 부적절한 치료, 오진, 감시기능손상 등이 나타날 수 있음	3	3
기기 고장으로 인해 환자나 사용자가 심각한 손상을 당하거나 사망에 이를 수 있음	4	
문제회피 가능성		
유지보수나 검사가 기기의 신뢰성에 영향을 주지 않음	1	
일반적인 기기 고장 양상을 예측할 수 없거나 예측이 어려움	2	2
일반적 기기 고장 양상을 예측하기 어렵지만, 기기이력을 통해 기술제공자가 점검하는 동안 기기의 문제를 발견할 수 있음	3	
일반적 기기 고장을 예측할 수 있고 예방점검을 통해 고장을 예방할 수 있음	4	
예방점검이나 검사에 대한 특별한 관련 규정이나 제조사의 권고사항이 있음	5	
사고이력		
중요한 사고이력이 없음	1	1
중요한 사고이력이 있음	2	
구체적인 점검 일정에 대한 제조사 /규제요구 사항		
권고나 규제가 없음	1	1
검사에 필요한 독립적인 수치평가적 시스템을 요구함	2	
총점:		10
검사 지정: 0.0x 0.5x 1x 2x 3x 4x (연간 검사 횟수)		1

심박출량계 점검절차

추정시간: 20분

기기정보	
관리번호:	병원:
제조사:	모델:
고유번호:	위치:
점검정보	
검사기술자:	날짜:
검사유형: 도입 _______ 수리 후 _______	
사용 검사 기기: ISA 601 전기안전분석기(Electrical Safety Analyzer) (또는 이와 동등한 수준의 기기) MPS 450 다변수시뮬레이터(multiparameter simulator) (또는 이와 동등한 수준의 기기) 심박출량 어댑터 박스 심박출량검사기(cardiac output monitor) 연결 케이블	

점검 결과				
합격	실패	해당없음		
물리적 상태				
			기기가 깨끗하고 오염되지 않았다.	
			케이스, 디스플레이, 마운트, 카트, 또는 기타 부속물에 물리적 손상이 없다.	
			스위치와 조절기는 사용이 용이하며 정확히 조정되어 있다.	
			디스플레이의 강도는 주간 사용에도 적절하다.	
			관리번호, 라벨, 경고문구가 부착되어 있으며 쉽게 읽을 수 있다.	
			주입구와 호스	
			전원선, 액세서리 케이블, 충전기	
			필터와 통풍구의 청결성	
전기안전				
			접지선저항	〈 0.3Ω
			섀시누설전류	〈 100 μA 정상상태 〈 500 μA 단일고장상태
			환자누설전류	〈 100 μA B 와 BF 〈 10 μA CF
			환자선누설전류–절연검사(환자장착부에 전원인가 시)	〈 100 μA BF 〈 10 μA CF
			500V 공급 시 절연(저항)검사 (옵션)	〈 2 MΩ
동작점검				
			혈액온도의 정확도 확인	37 °C ± 0.2 °C
			심박출량의 정확도 확인	
			모델별 특정 성능테스트 수행	

물리적 상태

일반기기 점검항목에서 언급한 것과 같이 기기의 물리적 상태를 점검한다.

전기안전

5장에서 소개한 항목에 따라 전기안전점검을 수행한다. 접지선저항, 새시누설전류를 점검한다.

동작점검

혈액온도의 정확성 확인: 심박출량계(cardiac output monitor)의 설정을 다음과 같이 조정한다. 카테터의 형태/크기는 Baxter Edwards, 93a-131-7f로 맞춘다. 보정계수(calibration coefficient)는 0.595에, 주입량을 10 cc로 설정한다. 주입온도는 24 ℃로 설정하고 심박출량계박스(cardiac output box)를 사진 6-2와 같이 MPS 450의 우측 편 'CO/TEMP' 포트에 연결한다.

심박출량계의 혈액온도 서미스터 케이블을 심박출량 어댑터의 소형 4핀 커넥터에 연결하고 심박출량계의 주입온도부를 심박출량박스의 저항 조정부(resistance trimpot) 바로 위에 있는 대형 4핀 커넥터에 연결한다. MPS 450을 작동한 후 '8' ('CO') 버튼을 눌러 심박출량 메뉴로 전환한다. 이때 심박출량계의 혈액온도는 37 ℃ ± 0.2 ℃로 표시되어야 한다.

심박출량의 정확성 확인: 앞에서 언급한 것과 같이 심박출량계와 MPS 450을 연결한 후 '8' (CO)버튼을 눌러 MPS 450의 메뉴를 심박출량 메뉴로 전환한다. 그리고 'INJ' 의 버튼을 눌러 주입온도범위를 0 ℃~24 ℃로 전환 한 후 24 ℃로 설정한다.

심박출량 박스의 조정기(trimpot)를 조절하여 심박출량계의 주입온도를 24 ℃에 맞춘다. MPS 450에서 모의유속(stimulated flow rate)은 'PREV' 와 'NEXT' 버튼을 조정하여 2.5 L/min, 5.0 L/min, 10.0 L/min으로 설정할 수 있으며 각각의 설정 수치마다 심박출량을 확인해야 한다.

우선 MPS 450에서 유속을 2.5 L/min으로 설정한 후 MPS 450의 'RUN' 버튼을 눌러 심박출량 측정을 시작한다. 이후 5.0 L/min, 10.0 L/min에서도 동일한 방법으로 심박출량을 측정한다. 만약 심박출량이 산출되기 전에 시뮬레이션을 끝내고자 한다면 'STOP' 의 버튼을 누른다.

모델별 특정 성능테스트 수행: 기기별로 제공되는 서비스매뉴얼을 참조하여 제조사에서 권고하는 절차에 따라 성능검사를 수행한다.

기기의 이용 재개: 기기의 이용 재개에 앞서 심박출량계의 상태를 원래 설정으로 전환한다.

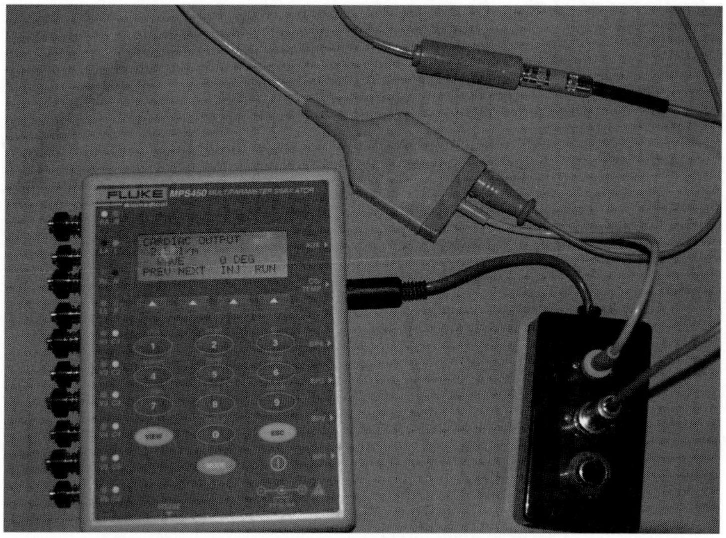

그림 6-2. MPS 450에 심박출량계를 연결한 모습

중앙감시시스템(Central station)

중앙감시시스템는 환자 가까이에 설치된 개별 환자감시기와 원격감시기에서 출력되는 정보를 중앙부(대부분 간호사 대기소)로 전송하여 통합관리할 수 있도록 고안된 시스템으로

개별 환자들의 ECG 파형뿐 아니라 각종 경고음의 현황을 나타낸다. 일반적으로 중앙감시시스템에는 복수의 모니터와 운영컴퓨터, 스피커, ECG 기록지(ECG strips) 출력을 위한 기록계로 구성되어 있다.

환자감시기(bedside monitor)는 병원 네트워크망을 통해 중앙감시시스템의 컴퓨터와 연결된다. 만약 원거리감시(remote monitoring)를 위해 원격송신기(telemetry transmitters)를 사용할 경우에는 라디오 신호를 수신할 수 있는 안테나시스템과 수신기가 필요하다.

중앙감시시스템은 병원의 여러 구역 내 원거리 환자감시에 사용되지만, 환자에게 직접 설치하는 환자감시기와는 기능적으로 전혀 다른 기기이다.

권장기능 점검주기: 12개월마다

위험평가 샘플

기준: 각 범주에서 평가항목 하나를 선택한다.	기준점수	취득점수
임상적 기능		
환자와 접촉하지 않음	1	
기기가 환자와 접촉할 가능성이 있으나, 기능은 중요하지 않음	2	
기기가 환자 진단이나 직접적인 감시에 사용됨	3	3
기기가 직접적인 환자치료에 사용됨	4	
기기가 생명유지를 위해 사용됨	5	
물리적 위험		
기기 고장으로 인한 특별한 위험이 없음	1	
기기 고장으로 인해 낮은 정도의 위험이 나타날 수 있음	2	
기기 고장으로 인해 부적절한 치료, 오진, 감시기능손상 등이 나타날 수 있음	3	3
기기 고장으로 인해 환자나 사용자가 심각한 손상을 당하거나 사망에 이를 수 있음	4	
문제회피 가능성		
기기 고장으로 인한 특별한 위험이 없음	1	
기기 고장으로 인해 낮은 정도의 위험이 나타날 수 있음	2	2
기기 고장으로 인해 부적절한 치료, 오진, 감시기능손상 등이 나타날 수 있음	3	
기기 고장으로 인해 환자나 사용자가 심각한 손상을 당하거나 사망에 이를 수 있음	4	
예방점검이나 검사에 대한 특별한 관련 규정이나 제조사의 권고사항이 있음	5	
사고이력		
중요한 사고이력이 없음	1	1
중요한 사고이력이 있음	2	
구체적인 점검 일정에 대한 제조사 /규제요구 사항		
권고나 규제가 없음	1	1
검사에 필요한 독립적인 수치평가적 시스템을 요구함	2	
총점:		10
검사 지정: 0.0x 0.5x 1x 2x 3x 4x (연간 검사 횟수)		1

중앙감시시스템 점검절차

추정시간: 35분

기기정보	
관리번호:	병원:
제조사:	모델:
고유번호:	위치:
점검정보	
검사기술자:	날짜:
검사유형: 도입 _______ 수리 후 _______	
사용 검사 기기: ISA 601 전기안전분석기(Electrical Safety Analyzer) (또는 이와 동등한 수준의 기기) MPS 450 다변수시뮬레이터(multiparameter simulator) (또는 이와 동등한 수준의 기기) Index 2 SpO_2 시뮬레이터나 이와 동등한 수준의 기기 냉각팬(cooling fans)의 먼지 제거를 위한 진공청소기나 압축공기소제캔(canned air)	

점검 결과				
합격	실패	해당없음		
물리적 상태				
			기기가 깨끗하고 오염되지 않았다.	
			케이스, 디스플레이, 마운트, 카트, 또는 기타 부속물에 물리적 손상이 없다.	
			스위치와 조절기는 사용이 용이하며 정확히 조정되어 있다.	
			디스플레이의 강도는 주간 사용에도 적절하다.	
			관리번호, 라벨, 경고문구가 부착되어 있으며 쉽게 읽을 수 있다.	
			주입구와 호스	
			전원선, 액세서리 케이블, 충전기	
			필터와 통풍구의 청결성	
전기안전				
			접지선저항	〈 0.3Ω
			섀시누설전류	〈 100 μA 정상상태 〈 500 μA 단일고장상태
			환자누설전류	〈 100 μA B 와 BF 〈 10 μA CF
			환자선누설전류-절연검사(환자장착부에 전원인가 시)	〈 100 μA BF 〈 10 μA CF
			500V 공급 시 절연(저항)검사 (옵션)	〈 2 MΩ
예방점검				
			냉각팬(cooling fans)의 먼지 청소	
			모델별 특정 예방점검 수행	
동작점검				
			디스플레이가 깨끗하고 읽을 수 있는지 확인	
			선으로 연결된 감시기들의 성능 확인	
			원격송신기(telemetry transmitters)의 성능 확인	
			기록계의 정확도 확인	±4%
			알람의 정상 동작 확인	
			모델별 특정 성능테스트 수행	

물리적 상태

일반기기 점검항목에서 언급한 것과 같이 기기의 물리적 상태를 점검한다.

전기안전

5장에서 소개한 항목에 따라 전기안전점검을 수행한다. 중앙감시시스템은 전기안전점검을 수행하는 동안 전원을 끌 수 없으므로 영구적으로 설치된 의료기기로써 검사를 할 필요가 있다.

예방점검

냉각팬의 먼지 청소: 중앙감시시스템에서 운용하는 컴퓨터는 대부분 책상 밑에 놓고 사용하기 때문에 냉각팬에 먼지나 이물질들이 쌓여 컴퓨터시스템의 과열을 유발할 수 있다. 따라서 소형 진공청소기나 압축공기소제캔(small canned air)을 이용하여 팬이나 통풍구의 먼지를 제거한다. 청소 시 먼지가 환자치료 공간으로 날리지 않도록 주의한다.

모델별 특정 예방점검 수행: 기기별로 제공되는 서비스매뉴얼을 참조하여 제조사에서 권고하는 절차에 따라 예방점검을 수행한다.

동작점검

디스플레이가 깨끗하고 읽을 수 있는지 확인: 감시기의 모니터는 깨끗하고 읽기에 충분히 밝아야 한다. 특히 스크린 모서리 부분에 찌그러지는(distortion) 현상이 나타나는지 확인한다.

선으로 연결된 감시기들의 성능 확인: 환자감시기에서의 절차에 따라 MPS 450을 감시기와 연결한다. 심박수와 호흡수를 최소 실험값으로 설정한 후 MPS 450의 왼쪽 리드선 커넥터에 심전도리드선(lead wires)을 연결한다. MPS 450은 80 bpm의 정상동성리듬으로 기본 설정되어 있다. 그리고 실제 사람을 침대에 눕혀 중앙감시기 화면에 심전도파(ECG wave), 심박수, 호흡수 등의 각종 측정 요소가 나타나는지 확인한다.

원격송신기(telemetry transmitters)의 성능 확인: 원격송신기의 심전도리드선을 MPS 450의 왼쪽 리드선 커넥터에 연결한다. '1'(NSR)을 눌러 정상동성리듬(normal sinus rhythm) 메뉴로 전환한 후 심박수를 80 bpm로 설정한다. 만약 원격송신기에 산소포화도(SpO_2) 전송 기능이 있으면, 손가락 프로브(probe)를 Index 2 산소포화도 시뮬레이터에 연결한다. 원격송신기에 배터리가 설치되어 있는지 확인하고 실제 사람을 대상으로 하여 중앙감시기 화면에 심전도 리듬과 심박수가 표시되는지 확인한다. 이 과정은 개별 원격송신기 점검에 반복적으로 이용된다.

기록계의 정확도 확인: 앞에서와 같이 실제 사람을 대상으로 하여 MPS 450에 심전도리드선을 연결하고 '1'(NSR)을 눌러 심박수를 60 bpm으로 설정한다. 중앙감시시스템의 기록 기능을 작동시켜 QRS파의 첨두치(peaks) 사이의 거리를 측정한다. 이 경우 기록계의 속도가 25 mm/sec 일때 QRS파의 첨두치는 24~26 mm 사이가 되어야 한다.

알람의 정상 동작 확인: 모든 알람이 제대로 기능하며 음량이 적절한지를 확인한다. 또한 알람 여부를 육안으로 확인할 수 있는 시각 표시기가 제대로 기능하는지 확인한다. 중앙감시시스템의 알람설정을 확인한다

'1'(NSR)을 눌러 정상동성리듬 메뉴로 전환한다. 심박수를 감시기에 설정된 하한치 밑으로 내려 알람이 울리는지 확인한다. 다시 심박수를 설정된 상한치 위로 올려 알람이 울리는지 확인한다. 심박수를 80 bpm으로 재설정하여 알람을 울리지 않도록 한다.

모델별 특정 성능테스트 수행: 기기별로 제공되는 서비스매뉴얼을 참조하여 제조사에서 권고하는 절차에 따라 점검을 수행한다.

기기의 이용 재개: 기기의 이용 재개에 앞서 알람을 원래 설정으로 전환한다. 모든 알람의 음량이 일반사용에 적절한지 확인한다.

압박기(Compression units)

압박기는 심장으로 반환되는 정맥이 용이하게 흐를 수 있도록 환자의 사지(limbs)에 압력을 가하거나 뺄 수 있도록 고안된 기기로 환자가 오랫동안 움직일수가 없을 때 나타나는 폐색전증(pulmonary embolism)을 유발하는 심부정맥혈전증(deep vein thrombosis)의 위험을 줄이는데 사용되거나 수술 중이거나 수술 직후에 나타날 수 있는 정맥의 정체(venous stasis)를 방지하기 위해 사용된다. 압박기는 전형적으로 공기압축펌프(air compression pump), 압력조정장치(pressure control mechanism), 시간조정장치(timing mechanism), 튜빙 및 환자의 사지를 감싸는 커프로 구성되어 있으며 펌프에서 공급된 공기가 설정한 압력에 이를 때까지 지속적으로 커프 내로 주입된 후 커프가 설정한 일정 시간 동안 팽창된 상태를 유지하다가 압력이 빠지면서 수축되는 원리를 가진다. 즉, 커프의 팽창과 수축과정이 주기적으로 반복된다.

권장기능 점검주기: 12개월마다

위험평가 샘플

기준: 각 범주에서 평가항목 하나를 선택한다.	기준점수	취득점수
임상적 기능		
환자와 접촉하지 않음	1	
기기가 환자와 접촉할 가능성이 있으나, 기능은 중요하지 않음	2	
기기가 환자 진단이나 직접적인 감시에 사용됨	3	
기기가 직접적인 환자치료에 사용됨	4	4
기기가 생명유지를 위해 사용됨	5	
물리적 위험		
기기 고장으로 인한 특별한 위험이 없음	1	
기기 고장으로 인해 낮은 정도의 위험이 나타날 수 있음	2	2
기기 고장으로 인해 부적절한 치료, 오진, 감시기능손상 등이 나타날 수 있음	3	
기기 고장으로 인해 환자나 사용자가 심각한 손상을 당하거나 사망에 이를 수 있음	4	
문제회피 가능성		
기기 고장으로 인한 특별한 위험이 없음	1	
기기 고장으로 인해 낮은 정도의 위험이 나타날 수 있음	2	2
기기 고장으로 인해 부적절한 치료, 오진, 감시기능손상 등이 나타날 수 있음	3	
기기 고장으로 인해 환자나 사용자가 심각한 손상을 당하거나 사망에 이를 수 있음	4	
예방점검이나 검사에 대한 특별한 관련 규정이나 제조사의 권고사항이 있음	5	
사고이력		
중요한 사고이력이 없음	1	1
중요한 사고이력이 있음	2	
구체적인 점검 일정에 대한 제조사 /규제요구 사항		
권고나 규제가 없음	1	1
검사에 필요한 독립적인 수치평가적 시스템을 요구함	2	
총점:		10
검사 지정: 0.0x 0.5x 1x 2x 3x 4x (연간 검사 횟수)		1

압박기 점검절차

추정시간: 20분

기기정보	
관리번호:	병원:
제조사:	모델:
고유번호:	위치:
점검정보	
검사기술자:	날짜:
검사유형: 도입 _______ 수리 후 _______	병원:

사용 검사 기기: ISA 601 전기안전분석기(Electrical Safety Analyzer) (또는 이와 동등한 수준의 기기)
MPS 450 다변수시뮬레이터(multiparameter simulator) (또는 이와 동등한 수준의 기기)
스톱워치(stopwatch)나 초침이 있는 시계
DPM 4에 연결하는 튜빙과 커넥터
압박세트
압박세트에 붙일 PVC 파이프

점검 결과				
합격	실패	해당없음		
물리적 상태				
			기기가 깨끗하고 오염되지 않았다.	
			케이스, 디스플레이, 마운트, 카트, 또는 기타 부속물에 물리적 손상이 없다.	
			스위치와 조절기는 사용이 용이하며 정확히 조정되어 있다.	
			디스플레이의 강도는 주간 사용에도 적절하다.	
			관리번호, 라벨, 경고문구가 부착되어 있으며 쉽게 읽을 수 있다.	
			주입구와 호스	
			전원선, 액세서리 케이블, 충전기	
			필터와 통풍구의 청결성	
전기안전				
			접지선저항	〈 0.3Ω
			섀시누설전류	〈 100 μA 정상상태 〈 500 μA 단일고장상태
			환자누설전류	〈 100 μA B 와 BF 〈 10 μA CF
			환자선누설전류-절연검사(환자장착부에 전원인가 시)	〈 100 μA BF 〈 10 μA CF
			500V 공급 시 절연(저항)검사 (옵션)	〈 2 MΩ
예방점검				
			24개월마다 배터리 교체	
			모델별 특정 예방점검 수행	
동작점검				
			배터리 전원만을 이용한 기기구동 여부	
			압력의 정확도	±2%
			시간 변경 주기 정확도	±2%
			알람기능	
			모델별 특정 성능테스트 수행	

물리적 상태

일반기기 점검항목에서 언급한 것과 같이 기기의 물리적 상태를 점검한다.

전기안전

5장에서 소개한 항목에 따라 전기안전점검을 수행한다. 접지선저항, 새시누설전류를 점검한다.

예방점검

배터리 교체: 배터리는 24개월마다 교체하여야 한다. 필요한 경우에는 더 자주 교체할 수 있다.

모델별 특정 예방점검 수행: 모델별 특정 예방점검은 서비스매뉴얼을 참고하여 제조사에서 권고하는 절차에 따라 실시한다.

동작점검

배터리 전원만을 이용한 기기구동 여부: 기기의 전원선이 콘센트에 꽂혀있을 때 ac 전원 표시등이 점등하는지 점검한다. 이후 전원선을 콘센트에서 빼고 배터리만으로 기기를 구동하여 나머지 기능점검을 수행한다. 이때 ac 전원표시등은 소등되고 배터리 표시등이 점등되어야 한다. 검사를 마무리하는 시점에는 전원선을 다시 콘센트에 연결해야 한다.

압력의 정확성: 일회용 압력세트 등을 이용하여 압박기와 DPM 4에 연결할 수 있는 테스트 튜빙세트(tubing set)를 준비한다. 압박기에 연결하기 위해 튜빙을 짧게 자른 후 루어 컨넥터(lure connector)를 튜빙에 삽입하여 사진 6-3과 같이 DPM 4와 연결한다. 만약 압력세트가 다채널 팽창 튜브라면 테스트할 수 있는 1개의 튜빙만 남기고 나머지는 케이블타이(tie-wraps)를 이용하여 막는다.

테스트 튜빙세트를 압박기에 연결한다. DPM 4는 기본적으로 mmHg의 압력단위로 설정되어 있는데 만약 압박계가 다른 단위로 설정되어 있으면 DPM 4의 'UNIT' 버튼을 눌러 단위를 변경한다. 대부분의 압박기는 mmHg 단위로 압력을 측정한다. DPM 4의 압력 포트가 대기압에 노출되면 '0.0' mmHg로 표시되어야 한다.

테스트 튜빙세트를 DPM 4의 압력 포트에 연결한 후 압박기의 압축 사이클을 실행한다. DPM 4에 측정된 값과 압박기에 측정되는 값을 비교한다. 만일 압박기가 다중 설정이 되어 있는 경우에는 설정범위로 나타낸 압력값을 측정한다. 압박기에 표시되는 압력은 DPM 4에서 측정한 압력값의 2% 안에 들어야 한다. 예를 들어 DPM 4에서 표시된 압력이 45 mmHg라면 압박기에서 측정한 압력은 44~46 mmHg 사이가 되어야 한다.

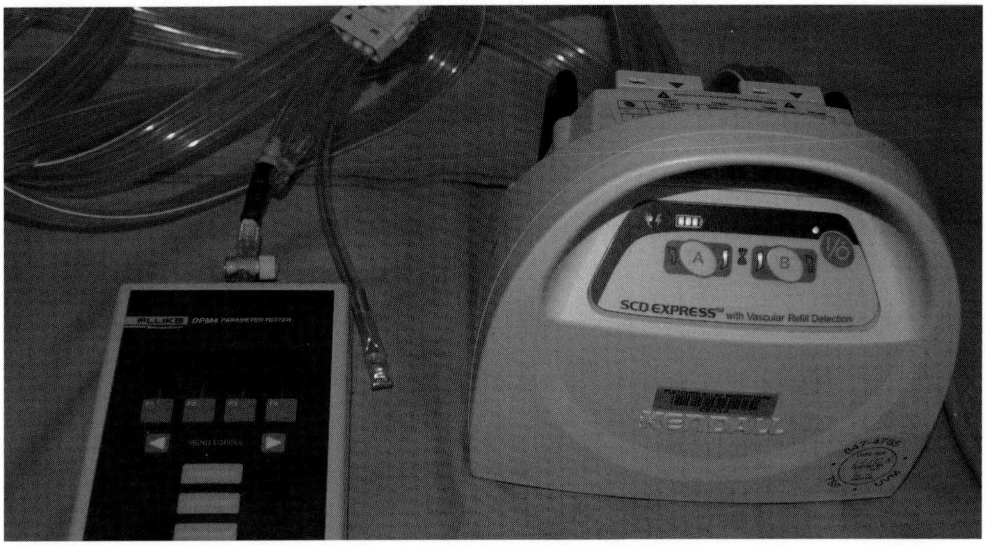

사진 6-3. DPM 4를 이용해 압박기의 압력정확도를 점검하는 모습

시간 주기의 정확성: 압박기에서 테스트 튜빙과 DPM 4를 분리한 후 완전한 압축세트를 연결한다. 테스트를 위해 압축세트를 사지(limb)를 대신 PVC파이브나 강성관에 부착한다. 압축주기를 실행한 후 스톱워치나 초침이 있는 시계를 이용하여 압력고정시간을 측정하고 압박기가 수축되었을 때 다음 팽창 전까지의 시간을 측정한다. 이를 압박기의 설정 시간과 비교한다. 이때 측정시간은 압박기에 설정한 시간의 2% 안에 들어야 한다.

알람기능: 모든 알람이 제대로 기능하며 음량이 적절한지를 확인한다. 또한 알람 여부를 육안으로 확인할 수 있는 시각 표시기가 제대로 기능하는지 확인한다.

모델별 특정 성능테스트 수행: 기기별로 제공되는 서비스매뉴얼을 참조하여 제조사에서 권고하는 절차에 따라 성능검사를 수행한다.

기기의 이용 재개: 기기의 이용 재개에 앞서 압력 사이클을 원래의 상태로 설정한다. 그리고 배터리 충전을 위해 전원선을 콘센트에 연결한다.

제세동기(Defibrillator)

제세동기는 심실세동(ventricular fibrillation)이나 심실빈맥(ventricular tachycardia)처럼 비정상적인 심장리듬이 나타나는 환자의 심장을 정상리듬으로 회복시키기 위해 전기자극을 흉벽을 통해 심장으로 전달하는데 높은 전기적 에너지는 개별 근섬유(muscle fibers)의 독립적 활동을 멈추게 하여 심장의 자연 맥박 조정기능을 발휘 할 수 있도록 도와준다. 생성된 설정 전하는 패들(paddles)이나 일회용 제세동 전극을 통해 흉벽으로 전달되며, 제세동기의 출력에너지는 보통 0~360 J까지 선택할 수 있다. 대부분의 제세동기는 환자의 심장리듬을 감시할 수 있는 심전도 기능을 포함한다. 어떤 제세동기에는 심장으로 전기적 자극을 전달하여 심장수축을 유발하는 심박동조율 기능이 있는 것도 있는데 이 기능은 심정지(asystole), 심각한 서맥(bradycardia), 이식용 심박동조율기의 고장, 또는 응급 심박조율이 필요한 상황에서 응급 치료 방법으로 사용된다.

권장기능 점검주기: 6개월마다

위험평가 샘플

기준: 각 범주에서 평가항목 하나를 선택한다.	기준점수	취득점수
임상적 기능		
환자와 접촉하지 않음	1	
기기가 환자와 접촉할 가능성이 있으나, 기능은 중요하지 않음	2	
기기가 환자 진단이나 직접적인 감시에 사용됨	3	
기기가 직접적인 환자치료에 사용됨	4	4
기기가 생명유지를 위해 사용됨	5	
물리적 위험		
기기 고장으로 인한 특별한 위험이 없음	1	
기기 고장으로 인해 낮은 정도의 위험이 나타날 수 있음	2	
기기 고장으로 인해 부적절한 치료, 오진, 감시기능손상 등이 나타날 수 있음	3	
기기 고장으로 인해 환자나 사용자가 심각한 손상을 당하거나 사망에 이를 수 있음	4	4
문제회피 가능성		
기기 고장으로 인한 특별한 위험이 없음	1	
기기 고장으로 인해 낮은 정도의 위험이 나타날 수 있음	2	2
기기 고장으로 인해 부적절한 치료, 오진, 감시기능손상 등이 나타날 수 있음	3	
기기 고장으로 인해 환자나 사용자가 심각한 손상을 당하거나 사망에 이를 수 있음	4	
예방점검이나 검사에 대한 특별한 관련 규정이나 제조사의 권고사항이 있음	5	
사고이력		
중요한 사고이력이 없음	1	
중요한 사고이력이 있음	2	2
구체적인 점검 일정에 대한 제조사 /규제요구 사항		
권고나 규제가 없음	1	1
검사에 필요한 독립적인 수치평가적 시스템을 요구함	2	
총점:		13
검사 지정: 0.0x 0.5x 1x 2x 3x 4x (연간 검사 횟수)		2

제세동기 점검절차

추정시간: 30분

기기정보	
관리번호:	병원:
제조사:	모델:
고유번호:	위치:
점검정보	
검사기술자:	날짜:
검사유형: 도입 _______ 수리 후 _______	
사용 검사 기기: ISA 601 전기안전분석기(Electrical Safety Analyzer) (또는 이와 동등한 수준의 기기) Impulse 4000 제세동 심박동조율(pacer) 분석기 (또는 이와 동등한 수준의 기기) MPS 450 다변수시뮬레이터(multiparameter simulator) (또는 이와 동등한 수준의 기기) 저항계(ohmmeter) (Fluke 73 시리즈 디지털테스터기(multimeter)와 같은 테스터기도 가능함) 제세동기와 분석기를 연결해주는 각종 케이블과 커넥터	

점검 결과				
합격	실패	해당없음		
물리적 상태				
			기기가 깨끗하고 오염되지 않았다.	
			케이스, 디스플레이, 마운트, 카트, 또는 기타 부속물에 물리적 손상이 없다.	
			스위치와 조절기는 사용이 용이하며 정확히 조정되어 있다.	
			디스플레이의 강도는 주간 사용에도 적절하다.	
			관리번호, 라벨, 경고문구가 부착되어 있으며 쉽게 읽을 수 있다.	
			주입구와 호스	
			전원선, 액세서리 케이블, 충전기	
			필터와 통풍구의 청결성	
전기안전				
			접지선저항	〈 0.3Ω
			새시누설전류	〈 100 μA 정상상태 〈 500 μA 단일고장상태
			환자누설전류	〈 100 μA B 와 BF 〈 10 μA CF
			환자선누설전류-절연검사(환자장착부에 전원인가시)	〈 100 μA BF 〈 10 μA CF
			500V 공급 시 절연(저항)검사 (옵션)	〈 2 MΩ
예방점검				
			24개월마다 배터리 교체	
			전극(electrodes), 겔(gel), 패들(paddles)이 제세동기에 보관되어 있는 지와 유효기간 내인지 확인	
			시간과 날짜가 정확성 확인 및 수정	
			모델별 특정 예방점검 수행	
동작점검				
			배터리 전원만을 이용한 기기구동 여부	
			패들의 저항(continuity)	≤ 0.15Ω
			심박수 정확도	±5%
			기록계 속도	±4%
			알람의 동작여부 확인	
			출력 정확도	±15%
			10회 충전 사이클 동안 최대 설정에서의 출력에너지	±15%
			10회 방전 사이클 후 충전시간	≤ 0.15초
			완충 60초 후 에너지	≥ 85%
			내부 방전 기능	
			동기화기 작동	≤ 60 msec
			심박동조율기 출력(pacer output) 정확도	±10%
			심박동조율속도(pacer rate)의 정확도	±5%
			디맨드모드(demand-mode)의 민감도	
			모델별 특정 성능테스트 수행	

물리적 상태

일반기기 점검항목에서 언급한 것과 같이 기기의 물리적 상태를 점검한다.

전기안전

5장에서 소개한 항목에 따라 전기안전점검을 수행한다. 접지선저항, 새시누설전류, 리드선 누설전류를 점검한다.

예방점검

배터리 교체: 배터리는 24개월마다 교체하여야 한다. 필요한 경우에는 더 자주 교체할 수 있다.

전극(electrodes), 겔(gel), 일회용 패들이 제세동기에 보관되어 있으며 유효기간이 지나지 않았는지 확인: 심전도 전극이 제세동기와 함께 보관되어 있는지 확인하고 또한 만약 하드 패들(hard paddles)을 사용할 경우 제세동기에 겔이 보관되어 있는지 확인한다. 제세동기에는 전도성겔(conductive gel)을 사용해야 하며 로션, 피부윤활제, 초음파용 겔 등을 사용해서는 안 된다. 그리고 전극과 겔, 일회용 패들의 유효기간을 확인한다.

시간과 날짜의 정확성 확인 및 수정: 제세동기에 표시되는 시간과 날짜가 정확한지 확인한다. 만약 시간과 날짜가 기기 모니터에 표시되지 않으면, 기록계에서 출력지를 인쇄하여 확인하는데 출력지에는 시간과 날짜가 반드시 표기되어야 한다. 필요한 경우 시간과 날짜를 수정한다.

모델별 특정 예방점검 수행: 기기별로 제공되는 서비스매뉴얼을 참조하여 제조사에서 권고하는 절차에 따라 예방점검을 수행한다.

동작점검

배터리 전원만을 이용한 기기구동 여부: 기기의 전원선이 콘센트에 꽂혀 있을 때 ac 전원 표시등이 점등하는지 점검한다. 이후 전원선을 콘센트에서 빼고 배터리만으로 기기를 구동하여 나머지 기능점검을 수행한다. 이때 ac 전원표시등은 소등되고 배터리 표시등이 점등되어야 한다. 점검을 마무리하는 시점에는 전원선을 다시 콘센트에 연결해야 한다.

패들의 저항: 패들과 패들 커넥터 상의 적절한 핀 사이에 저항계(ohmmeter)를 연결한다. 저항치는 0.15Ω 보다 높지 않아야 한다. 한쪽이 끝나면 다른 쪽도 검사한다. 만약 일회용 패들을

사용할 경우 이 검사는 생략할 수 있다.

심박수 정확도: 심전도리드선을 Impulse 4000의 리드선 커넥터에 연결한다. Impulse 4000상의 F3 'ECG' 버튼을 눌러 심전도 메뉴로 전환한다. F1 'NORM' 을 눌러 정상동성리듬을 선택한 후 F2 '60' 을 눌러 심박수를 60 bpm으로 설정한다. 제세동기 상에서는 심전도 파형을 Lead II로 맞춘다.

제세동기에 표시되는 심박수는 Impulse 4000에서 설정된 심박수의 5%이내가 되어야 한다. 예를 들어 Impulse 4000에서 심박수가 60 bpm 이면, 제세동기에는 57~63 bpm 사이가 표시되어야 하고, 120 bpm 이면 제세동기에는 114~126 bpm 사이가 표시되어야 한다.

기록계 속도: Impulse 4000 제세동 심박동조율에서 심박수를 60 bpm으로 설정한다. 제세동기의 기록계를 작동한 후 기록된 QRS파의 첨두치 간의 거리를 측정한다. 기록계의 속도가 25 mm/sec이면 QRS 첨두치 간 거리는 24~26 mm 사이여야 한다.

알람기능: 모든 알람이 제대로 기능하며 음량이 적절한지를 확인한다. 또한 알람 여부를 육안으로 확인할 수 있는 시각 표시기가 제대로 기능하는지 확인한다. 그리고 제세동기의 알람 설정을 확인한다. 알람은 최저치 35 bpm, 최고치 155 bpm으로 설정한다. 그러나 이 값으로 설정할 수 없는 경우에는 최저치는 30 bpm 이상, 최고치는 160 bpm 이하에서 가장 근접한 값으로 설정한다.

Impulse 4000에서 F3 'ECG' 를 눌러 심전도 메뉴로 전환한다. F1 'NORM' 을 눌러 정상동성리듬을 선택한 후 심박수를 30 bpm으로 설정한다. 알람이 울리는 것을 확인한 후에는 심박수를 80 bpm으로 올려 알람이 더 이상 울리지 않도록 한다. 다시 심박수를 160 bpm으로 설정하여 심박수를 최고치 이상으로 올린 뒤 알람이 울리는지 확인한다. 이후 심박수를 80 bpm으로 낮추어 알람이 울리지 않도록 한다. 검사가 끝나면 알람 제한치를 본래 설정에 맞게 재설정한다.

출력 정확도: 제세동기 패들을 Impulse 4000에 있는 패들 접합부에 연결한다. 이때 양극(Apex contact)은 오른쪽, 음극(Sternum contact)은 왼쪽에 연결한다. 일회용 패들을 사용할 경우에는 제세동기 케이블과 Impulse 4000을 연결하기 위한 테스트세트가 필요하다. 테스트세트는 간단히 일회용 패들세트를 이용해서 만들 수 있다. 먼저 커넥터와 두 가닥의 선(two lengths of wire)을 남긴 채 패드를 자른다. 그리고 두 선 끝을 벗겨 내고 바나나플러그(banana plugs)를 연결한 후 Impulse 4000의 패들 연결부에 바나나플러그를 삽입한다. 마지막으로 테스트세트를 제세동기 케이블에 연결한다.

Impulse 4000에서 심박수를 80 bpm으로 설정한 후 심전도 소스를 제세동기에서 패들로 설정한다. 제세동기 상에서의 심전도 신호 추이를 관찰한다. 만약 심전도 신호가 위아래가 거꾸로 나타나면 패들 커넥터의 방향을 바꾼다(사진 6-4).

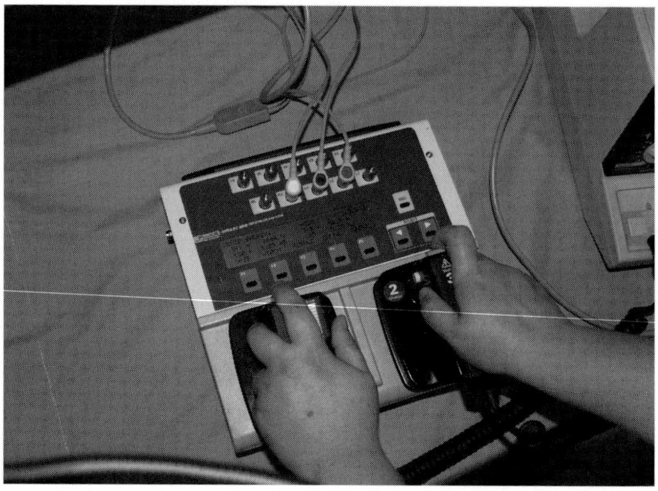

사진 6-4. 제세동기 출력점검하는 모습

신호 확인 후 Impulse 4000의 주메뉴에서 F1 'DEFIB'를 눌러 제세동 메뉴로 전환한다. 'ENERGY' 버튼을 누른뒤 F2 'HIGH'를 누른다. HIGH 설정은 1000 J까지의 높은 에너지 출력을 측정하기 위한 것이고, LOW 설정은 50 J 이하의 에너지 출력을 측정하기 위한 것이다.

제세동기의 출력에너지를 출력범위에 거쳐 측정한다. 최소한 최저 출력, 중간 출력, 최고 출력에너지는 반드시 측정해야 한다. 출력에너지는 설정된 에너지값의 15% 이내에 들어야 한다. 예를 들면 360 J로 설정된 상태에서 출력되는 에너지는 306~414 J 사이여야 한다.

10회 충전 사이클 동안 최대 설정에서의 출력에너지: 제세동기에서 출력에너지를 최대로 설정한다. 제세동기를 충전한 후 Impulse 4000으로 방전한다. 이 같은 충, 방전을 10회 반복한 후 10번째에 출력에너지가 설정치의 15% 이내에 들어오는지 확인한다.

10회 방전 사이클 후 충전시간: 10회 방전 사이클 후 최대 에너지로 충전되는 시간을 측정한다. Impulse 4000의 'DEFIB' 메뉴에서 F3 'MEXE'을 선택한 후 최대 에너지범위를 선택하기 위해 F2 'HIGH'를 누른다. 제세동기 패들을 Impulse 4000의 패들 접합부에 연결하고 F3 'START'을 누르면 제세동기의 충전이 바로 시작된다. 제세동기 충전이 완료되면 즉시 Impulse 4000으로 방전시킨다. 출력에너지와 충전시간이 화면에 표기되며 충전시간은 15초를 넘어서는 안 된다.

완충(full charge) 60초 후 에너지: 제세동기를 최대 설정값으로 충전한다. 60초를 기다린 후 Impulse 4000으로 방전시킨다. 출력에너지는 최소한 설정한 에너지의 85%가 되어야 하므로

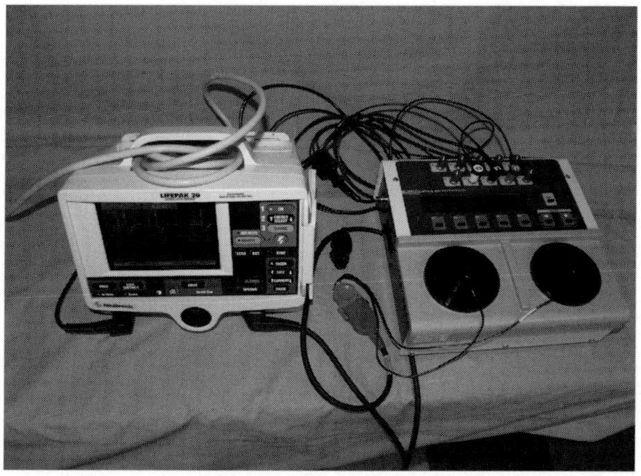

사진 6-5. Impulse 4000을 이용하여 심박동 조율 출력을 측정하는 모습

만일 설정에너지가 360 J이라면 출력에너지는 적어도 306 J은 되어야 한다.

내부 방전 기능(Internal discharge function): 제세동기에는 저장된 에너지를 방전시킬 수 있는 기능이 있다. 일부 모델에는 패들 전면부에 방전버튼이 있지만, 대부분의 경우 제세동기가 꺼지거나 설정한 시간이 지나면 자동으로 방전된다. 서비스매뉴얼을 참고하여 정확한 내부 방전 기능을 확인한다. 내부 방전 기능검사를 위해 제세동기를 충전하여 방전되도록 한 후 Impulse 4000을 연결하여 전달된 에너지가 없음을 확인한다.

동기화 작동(Sychronizer operation): 제세동기 상의 심전도 신호를 Lead II로 설정하고 제세동기를 동기화모드(synch mode)로 놓는다. Impulse 4000의 주메뉴에서 F1 'DEFIB'를 선택하여 제세동기 메뉴로 설정한다. F2 'CARDIO'를 누른 후 F2 'HIGH'를 눌러 심박정상화(cardioversion) 메뉴로 전환하고, F1 'NSR'을 눌러 정상동성리듬으로 전환한다. 제세동기를 충전한 후 제세동기 상의 방전버튼을 길게 누른다. 이때 지연시간이 60 mSec를 넘어서는 안 된다.

심박동조율기 출력(pacer output) 정확도: 심전도리드선을 MPS 450의 리드선 커넥터와 연결한다. MPS 450에서 '1'('NSR')을 누르고 'UP' 'DOWN' 키를 사용하여 심박수를 60 bpm으로 설정한다. 제세동기에서 심전도 신호를 Lead II로 설정한다.

필요한 경우에는 제세동기에 심박동조율 케이블을 연결한다. 심박동조율 케이블을 Impulse 4000에 연결하기 위해서는 이전에 설명한 것과 같은 일회용 패드를 이용한 테스트세트가 필요하다(사진 6-5).

Impulse 4000의 주메뉴에서 F2 'PACER'를 누른 후 F1 'INT50Ω'을 눌러 내부 50 Ω 테스트 부하를 선택한다. 제세동기 상의 심박동조율속도를 120 ppm으로 설정하고 제세동기의 출력을 최소로 설정한 후 심박동조율(pacing)을 시작한다.

심전도 파형에서 QRS 피크(QRS peaks)와 QRS 피크 첨두 사이 중간지점에서 심박동조율급등(pacing spikes)이 나타나야 한다. 모든 출력범위에서 심박동조율 출력을 측정한다. Impulse 4000에서 심박동조율 출력의 크기는 mA로 나타나며, 출력값은 설정된 출력의 10% 이내로 측정되어야 한다. 예를 들면 심박동조율 출력이 100 mA로 설정되어 있으면 측정되는 출력은 90~110 mA 사이여야 한다.

> **■ 중요**
> 제세동기의 심박동조율기가 작동하고 있을 때에는 IMPULSE 4000의 패들 연결부를 만지면 안 된다. 연결을 해제하거나 다른 조정이 필요한 경우에는 먼저 심박동조율기를 꺼야 한다.

심박동조율속도(pacer rate)의 정확도: 심박동조율 출력(pacer output)을 측정하는 동안 Impulse 4000에서는 맥박(pulse rate)도 나타나게 되는데 측정된 맥박은 설정 비율의 5% 이내가 되어야 한다. 즉, 설정값이 120 ppm인 경우 맥박수는 114~126 ppm 사이가 되어야 한다. MPS 450 상의 심박수를 30 bpm로 설정하고 모든 범위에 걸쳐 맥박을 측정한다.

디맨드모드(demand-mode)의 민감도: MPS 450에서 심박수를 60 bpm으로 설정한다. 제세동기의 심박동조율기 디맨드모드를 켜고 Impulse 4000으로 심박동조율기의 출력을 측정한다. 심박동조율기의 맥박을 60 bpm 아래로 조정하여 출력이 멈추는지를 확인한다. 이때 Impulse 4000에서는 어떤 출력도 측정되지 않아야 하며 심전도 추이에서는 심박동급등(pacing spikes)이 나타나서는 안 된다. 심박동조율기의 맥박을 60 bpm 위로 조정한 후 심박동조율을 다시 시작한다.

심전도리드선을 Impulse 4000에 연결하고 심박동조율 메뉴에서 F3 'DEMAND' 를 누른 후 F1 'START' 를 누르면 Impulse 4000에는 계산된 심전도 속도가 나타난다.

심전도 추이 상에는 작은 삼각형 모양의 Havertriangle 파형(havertriangle waveform)이 보일 것이며 심박동조율급등이 나타나야 한다. F2 'OVER' 를 눌러 빠른 심전도 속도(overdrive ECG rate)를 선택한 후 이 속도에서 심박동조율(pacing)이 멈추는 것을 확인한다. 확인이 끝나면 심박동조율기를 끄고 이전의 설정값으로 되돌린다.

기기의 이용 재개: 기기의 이용 재개에 앞서 모든 알람을 일반사용에 맞게 재설정하고 적절한 음량을 확인한다. 심박동조율기가 꺼져 있는지를 확인하고 모든 설정이 원래 상태로 되어 있는지 확인한다. 배터리 충전을 위해 전원선을 콘센트에 연결한다.

모델별 특정 성능테스트 완료: 기기별로 제공되는 서비스매뉴얼을 참조하여 제조사에서 권고하는 절차에 따라 성능테스트를 수행한다.

심전도계(Electrocardiograph, ECG)

심전도계(ECG)는 심장이 뛰는 동안 심근의 전기적 활동으로 유발되는 전위 변화를 측정함으로써 심장의 전기적 활동을 기록하는 기기로서 환자에게 부착한 리드선을 통해 전기 신호를 프로세서로 전달하고, 프로세서는 이를 시간 대비 신호 크기를 나타내는 심전도 그래프를 만들어 내게 된다. 이런 심전도를 이용해 심장의 이상을 진단하는 데 이용한다. 진단용으로 사용되는 심전계에는 보통 10개의 물리적 리드선이 있지만, 실제 전위(electrical potential) 측정은 12개의 리드선을 이용하는데 이를 12 리드 심전도(12 lead ECGs)라고 한다. 또한 진단용 심전계에는 내부 알고리즘을 이용하여 측정한 심장 활동 신호를 분석할 수 있는 해석기능이 있다. 일반적으로 심전도 모니터(ECG monitor)의 경우에는 3~5개의 감시용 리드선과 심박수 조절 알람기능이 있는 반면 진단용 심전계에는 심박수 알람기능이 없다.

권장기능 점검주기: 12개월마다

위험평가 샘플

기준: 각 범주에서 평가항목 하나를 선택한다.	기준점수	취득점수
임상적 기능		
환자와 접촉하지 않음	1	
기기가 환자와 접촉할 가능성이 있으나, 기능은 중요하지 않음	2	
기기가 환자 진단이나 직접적인 감시에 사용됨	3	3
기기가 직접적인 환자치료에 사용됨	4	
기기가 생명유지를 위해 사용됨	5	
물리적 위험		
기기 고장으로 인한 특별한 위험이 없음	1	
기기 고장으로 인해 낮은 정도의 위험이 나타날 수 있음	2	
기기 고장으로 인해 부적절한 치료, 오진, 감시기능손상 등이 나타날 수 있음	3	3
기기 고장으로 인해 환자나 사용자가 심각한 손상을 당하거나 사망에 이를 수 있음	4	
문제회피 가능성		
기기 고장으로 인한 특별한 위험이 없음	1	
기기 고장으로 인해 낮은 정도의 위험이 나타날 수 있음	2	2
기기 고장으로 인해 부적절한 치료, 오진, 감시기능손상 등이 나타날 수 있음	3	
기기 고장으로 인해 환자나 사용자가 심각한 손상을 당하거나 사망에 이를 수 있음	4	
예방점검이나 검사에 대한 특별한 관련 규정이나 제조사의 권고사항이 있음	5	
사고이력		
중요한 사고이력이 없음	1	1
중요한 사고이력이 있음	2	
구체적인 점검 일정에 대한 제조사 /규제요구 사항		
권고나 규제가 없음	1	1
검사에 필요한 독립적인 수치평가적 시스템을 요구함	2	
총점:		10
검사 지정: 0.0x 0.5x 1x 2x 3x 4x (연간 검사 횟수)		1

심전도계 점검절차

추정시간: 25분

기기정보	
관리번호:	병원:
제조사:	모델:
고유번호:	위치:
점검정보	
검사기술자:	날짜:
검사유형: 도입 _______ 수리 후 _______	

사용 검사 기기: ISA 601 전기안전분석기(Electrical Safety Analyzer) (또는 이와 동등한 수준의 기기)
MPS 450 다변수시뮬레이터(multiparameter simulator) (또는 이와 동등한 수준의 기기)

점검 결과				
합격	실패	해당없음		
물리적 상태				
			기기가 깨끗하고 오염되지 않았다.	
			케이스, 디스플레이, 마운트, 카트, 또는 기타 부속물에 물리적 손상이 없다.	
			스위치와 조절기는 사용이 용이하며 정확히 조정되어 있다.	
			디스플레이의 강도는 주간 사용에도 적절하다.	
			관리번호, 라벨, 경고문구가 부착되어 있으며 쉽게 읽을 수 있다.	
			주입구와 호스	
			전원선, 액세서리 케이블, 충전기	
			필터와 통풍구의 청결성	
전기안전				
			접지선저항	〈 0.3Ω
			섀시누설전류	〈 100 μA 정상상태 〈 500 μA 단일고장상태
			환자누설전류	〈 100 μA B 와 BF 〈 10 μA CF
			환자선누설전류–절연검사(환자장착부에 전원인가 시)	〈 100 μA BF 〈 10 μA CF
			500V 공급 시 절연(저항)검사 (옵션)	〈 2 MΩ
예방점검				
			24개월마다 배터리 교체	
			롤러와 용지 가이드의 청결성	
			모터와 용지 공급 기계장치의 윤활	
			시간과 날짜가 정확성 확인 및 수정	
			모델별 특정 예방점검 수행	
동작점검				
			배터리 전원만을 이용한 기기구동 여부	
			심박수 정확도	±5%
			진폭의 정확도	±5%
			기록계 속도	±4%
			용지의 시작 위치 안착의 적절성	
			알람기능	
			모델별 특정 성능테스트 수행	

물리적 상태

일반기기 점검항목에서 언급한 것과 같이 기기의 물리적 상태를 점검한다.

전기안전

5장에서 소개한 항목에 따라 전기안전점검을 수행한다. 접지선저항, 새시누설전류, 리드선 누설전류를 점검한다.

예방점검

배터리 교체: 배터리는 24개월마다 교체하여야 한다. 필요한 경우에는 더 자주 교체할 수 있다.

시간과 날짜의 정확성 확인 및 수정: 심전도계에 표시되는 시간과 날짜가 정확한지 확인한다. 만약 시간과 날짜가 모니터에 표시되지 않는 기기라면 기록계에서 출력지를 프린트하여 확인한다. 수정이 필요하면 시간과 날짜를 수정한다.

롤러와 용지 가이드의 청결성: 롤러와 용지 가이드를 검사하고 이물질을 제거한다. 롤러 안에 찢어진 종이가 끼어 있는지 확인한다.

모터와 용지 공급 장치의 윤활: 서비스매뉴얼을 참조하여 제조사에서 권고하는 절차에 따라 모터와 용지 공급 기계장치를 윤활한다. 참고로 모든 모터를 전부 윤활할 필요는 없다.

모델별 특정 예방점검 수행: 기기별로 제공되는 서비스매뉴얼을 참조하여 제조사에서 권고하는 절차에 따라 예방점검을 수행한다.

동작점검

배터리 전원만을 이용한 기기구동 여부: 기기의 전원선이 콘센트에 꽂혀있을 때 ac 전원 표시등이 점등하는지 점검한다. 이후 전원선을 콘센트에서 빼고 배터리만으로 기기를 구동하여 나머지 기능점검을 수행한다. 이때 ac 전원표시등은 소등되고 배터리 표시등이 점등되어야 한다. 점검을 마무리하는 시점에는 전원선을 다시 콘센트에 연결해야 한다.

심박수 정확도: 사진 6-6과 같이 환자리드선을 MPS 450의 리드선 커넥터에 연결한다. MPS 450에서 '1'(NSR)을 누르고 'UP', 'DOWN' 키를 사용하여 심박수를 60 bpm으로 설정한다. 심박수는 설정치의 5% 내에 들어와야 한다. 예를 들어 MPS 450에서 심박수를 60 bpm으로 설정하였으면 나타나는 심박수는 57~63 bpm 이며, MPS 450에서 심박수를 120 bpm으로 설정하였으면

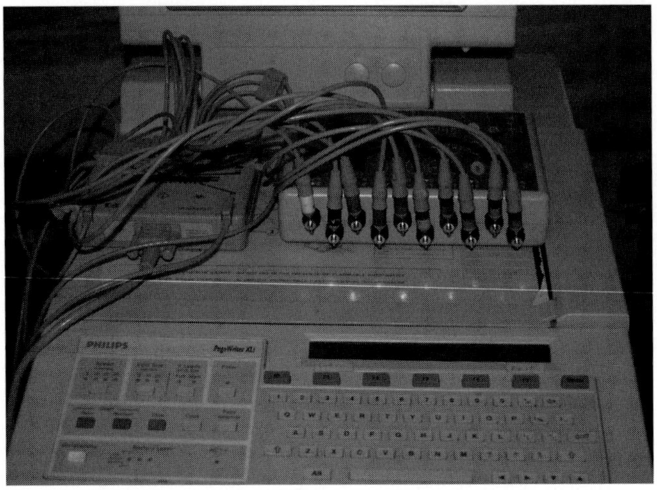

사진 6-6. MPS 450에 리드가 연결된 심전도계 모습

나타나는 심박수는 114~126 bpm 사이여야 한다.

진폭(amplitude)의 정확도: 환자리드선이 연결된 MPS50에서 '1' (NSR)을 눌러 정상동성리듬을 입력한 후 'SEL' 키를 눌러 AMPL을 선택한다. 진폭 변동 키를 이용하여 진폭을 1.0 mV로 맞추고 심전계상의 민감도(sensitivity)를 20 mm/mV로 설정한다. 심전계의 기록계를 작동시켜 QRS 첨두치(peak)를 측정한다. 이때 측정한 진폭은 설정값의 5% 이내여야 한다. 예를 들어 민감도를 20 mm/mV, 진폭을 1 mV로 설정하였으면 첨두치(peak)는 19~21 mm 사이여야 한다.

기록계 속도: MPS 450 상의 심박수를 60 bpm으로 설정한다. 기록계를 작동하여 QRS파의 첨두치 사이의 거리를 측정한다. 기록계의 속도가 25 mm/sec인 경우에는 QRS 첨두치 거리는 24~26 mm 가 되어야 한다.

용지의 시작 위치 안착의 적절성: 만약 이런 기능이 지원된다면 출력 후 용지가 다시 시작점에 멈추는지 확인한다. 만약 용지가 멈추지 않거나 잘못된 지점에서 멈춘다면 알맞은 용지를 사용했는지를 확인하고 필요한 경우 광센서(optical sensor)를 닦는다.

알람동작 확인: 알람이 제대로 기능하며 음량이 적절한지를 확인한다. 또한 알람 여부를 육안으로 확인할 수 있는 시각 표시기가 제대로 기능하는지 확인한다. 참고로 진단용 심전계의 경우 일반적으로 심박수 알람기능이 없다. 알람의 동작을 확인하기 위해 모니터 상에 나타나는 알람설정을 확인한다. '1' (NSR)을 눌러 정상동성리듬 메뉴로 전환하여 심박수를 모니터 상의 최저 제한치 아래로 내려 알람이 울리는지 확인한다. 이후 심박수를 다시 올려 알람이 울리지 않도록 한다. 다시 최고 제한치 이상으로 심박수를 올려 알람이 울리는지 확인한다. 확인이 끝나면 심박수를 60 bpm으로 되돌려 알람이 울리지 않도록 한다.

모델별 특정 성능테스트 완료: 기기별로 제공되는 서비스매뉴얼을 참조하여 제조사에서 권고하는 절차에 따라 성능테스트를 수행한다.

기기의 이용 재개: 기기의 이용 재개에 앞서 모든 알람을 일반사용에 맞게 재설정하고 적절한 음량을 확인한다. 배터리 충전을 위해 전원선을 콘센트에 연결한다.

전기수술기(Electrosurgical units, ESU)

전기수술기는 전기적 에너지를 사용하여 조직을 절개하거나 고주파전류(highfrequency electric current)를 이용하여 응고(coagulation)를 유발함으로써 출혈을 조절하기 위해 사용하는 기기이다. 조직은 고주파, 고밀도 전류에서 조직의 저항(tissue resistance)으로 인해 발생하는 열효과로 파괴현상이 나타난다. 전류는 전선과 전극을 통해 전달되며 전극은 전극이 꽂혀 있는 핸드피스(hand piece) 상의 스위치나 발판에 의해 활성화된다.

전기수술기는 단극(monopolar)이나 양극(bipolar)모드를 사용하는데 단극모드에서는 전류가 핸드피스 전극과 그에 연결된 케이블을 통해 환자에게 전달된 후 다시 회수전극(return electrode)을 통해 전기수술기로 되돌아온다. 양극모드에서는 포셉이나 가위 한 쌍의 팁과 같은 두 개의 전극이 사용되며 단극모드에서와 같이 전류가 한쪽에서 나와 다른 쪽을 통해 전기수술기로 되돌아온다.

권장기능 점검주기: 6개월마다

위험평가 샘플

기준: 각 범주에서 평가항목 하나를 선택한다.	기준점수	취득점수
임상적 기능		
환자와 접촉하지 않음	1	
기기가 환자와 접촉할 가능성이 있으나, 기능은 중요하지 않음	2	
기기가 환자 진단이나 직접적인 감시에 사용됨	3	
기기가 직접적인 환자치료에 사용됨	4	4
기기가 생명유지를 위해 사용됨	5	
물리적 위험		
기기 고장으로 인한 특별한 위험이 없음	1	
기기 고장으로 인해 낮은 정도의 위험이 나타날 수 있음	2	
기기 고장으로 인해 부적절한 치료, 오진, 감시기능손상 등이 나타날 수 있음	3	
기기 고장으로 인해 환자나 사용자가 심각한 손상을 당하거나 사망에 이를 수 있음	4	4
문제회피 가능성		
기기 고장으로 인한 특별한 위험이 없음	1	
기기 고장으로 인해 낮은 정도의 위험이 나타날 수 있음	2	2
기기 고장으로 인해 부적절한 치료, 오진, 감시기능손상 등이 나타날 수 있음	3	
기기 고장으로 인해 환자나 사용자가 심각한 손상을 당하거나 사망에 이를 수 있음	4	
예방점검이나 검사에 대한 특별한 관련 규정이나 제조사의 권고사항이 있음	5	
사고이력		
중요한 사고이력이 없음	1	
중요한 사고이력이 있음	2	2
구체적인 점검 일정에 대한 제조사 /규제요구 사항		
권고나 규제가 없음	1	1
검사에 필요한 독립적인 수치평가적 시스템을 요구함	2	
총점:		13
검사 지정: 0.0x 0.5x 1x 2x 3x 4x (연간 검사 횟수)		2

전기수술기 점검절차

추정시간: 20분

기기정보	
관리번호:	병원:
제조사:	모델:
고유번호:	위치:
점검정보	
검사기술자:	날짜:
검사유형: 도입 _______ 수리 후 _______	
사용 검사 기기: ISA 601 전기안전분석기(Electrical Safety Analyzer) (또는 이와 동등한 수준의 기기) QA–ES II 전기수술기분석기(또는 이와 동등한 수준의 기기) 전기수술기(ESU)를 QA–ES II에 연결하기 위한 케이블과 커넥터	

점검 결과				
합격	실패	해당없음		
물리적 상태				
			기기가 깨끗하고 오염되지 않았다.	
			케이스, 디스플레이, 마운트, 카트, 또는 기타 부속물에 물리적 손상이 없다.	
			스위치와 조절기는 사용이 용이하며 정확히 조정되어 있다.	
			디스플레이의 강도는 주간 사용에도 적절하다.	
			관리번호, 라벨, 경고문구가 부착되어 있으며 쉽게 읽을 수 있다.	
			주입구와 호스	
			전원선, 액세서리 케이블, 충전기	
			필터와 통풍구의 청결성	
전기안전				
			접지선저항	< 0.3Ω
			새시누설전류	< 100 μA 정상상태 < 500 μA 단일고장상태
			환자누설전류	< 100 μA B 와 BF < 10 μA CF
			환자선누설전류–절연검사(환자장착부에 전원인가 시)	< 100 μA BF < 10 μA CF
			500V 공급 시 절연(저항)검사 (옵션)	< 2 MΩ
예방점검				
			필요한 만큼의 필터 교체 여부	
			모델별 특정 예방점검 수행	
동작점검				
			분산전극의 점검	
			발판스위치의 동작	
			출력	±15%
			회수전극감시기능	
			알람	
			모델별 특정 성능테스트 수행	

물리적 상태

일반기기 점검항목에서 언급한 것과 같이 기기의 물리적 상태를 점검한다.

전기안전

5장에서 소개한 항목에 따라 전기안전점검을 수행한다. 접지선저항, 새시누설전류를 점검한다.

예방점검

필터 교체: 필터를 점검하고 필요한 경우 교체한다. 교체 시 서비스매뉴얼을 참조한다.

모델별 특정 예방점검 수행: 모델별 특정 예방점검은 서비스매뉴얼을 참조하여 제조사에서 권고하는 절차에 따라 실시한다.

> **■ 중요**
> 전기수술기가 동작하는 동안에는 전극에 연결된 케이블이나 커넥터를 만져서는 안 되며, 금속 재질의 테이블과 같은 전도성 물체 표면에 케이블이나 커넥터가 접촉되지 않도록 주의해야 한다. 연결을 조절하거나 해제할 때는 반드시 전기수술기의 동작을 멈추어야 한다.

동작점검

분산전극(dispersive electrode)의 점검: 재사용 가능한 분산전극의 갈라짐, 휘어짐, 탄 자국, 심하게 긁힌 자국이나 사용한 겔의 경화정도를 점검한다. 전극은 환자와 최대한 잘 접촉될 수 있도록 부드럽고 깨끗해야 한다.

발판스위치의 동작: 발판스위치의 물리적 상태를 확인한다. 작동 시 발판이 끼어 빠지지 않는지 확인한다. 발판스위치로 절개와 응고모드 동작이 되는지 확인한다.

출력: 전기수술기의 단극활동전극(monopolar active electrode)을 QA-ES II의 빨강 'VAR. LOAD' 커넥터에 연결하고 분산전극(dispersive electrode)을 QA-EA II의 검정 'VAR. LOAD' 커넥터에 연결한다(사진 6-7).

QA-ES II를 계속모드(continuous mode)에 놓고 별표(asterisk)가 모드 옆에 나타날 때까지 주메뉴에서 F2 'KNOB PARAM'를 누른다. 'Cont. Oper'가 스크린에 나타날 때까지 변환손잡이(encoder knob)를 돌린다. F2를 눌러 테스트 부하를 조정한다. 별표가 스크린 상에 나타나는지 확인하고 엔코더 노브를 이용하여 부하저항을 선택한다. 적절한 부하저항은 전기수술기의 서비스매뉴얼을 통해 확인한다.

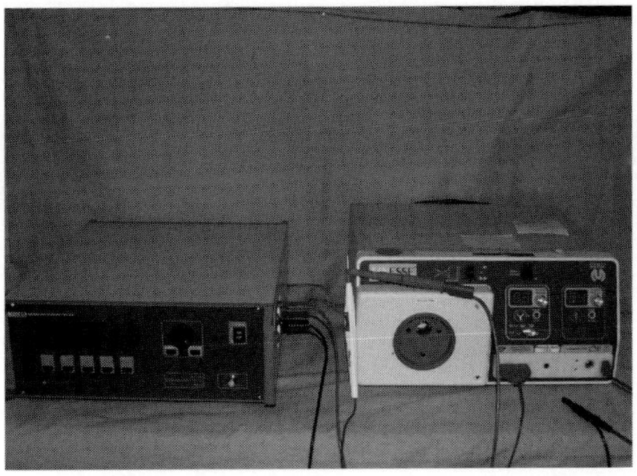

사진 6-7. QA-ES II에 연결된 전기수술기 모습

F3 'START' 를 눌러 에너지 출력을 측정한다. 전기수술기를 절개모드(cut mode)에 놓고 최소 출력에너지로 설정한다. 전기수술기를 작동시켜 QA-ES II화면에 출력되는 출력에너지를 측정한다. 이후 절개모드의 출력에너지를 최대로 설정한 후 아래 표에 따라 QA-ES II에서 출력되는 출력에너지를 측정한다. 실제 출력은 설정치의 15% 이내여야 한다. 예를 들어 출력을 300 W로 설정하였다면 측정된 출력은 255~345 W 이내여야 한다. 최대출력치의 100%, 75%, 50%, 25%에서 출력 값을 반복 측정한다.

응고모드 역시 아래 표에 따라 출력을 측정한다. 최소출력치에서 시작하여 최대출력치의 100%, 75%, 50%, 25% 순서로 측정한다. 모든 출력은 설정치의 15% 이내여야 한다.

	출력 설정		출력		테스트 결과		
테스트모드	% of max	설정치	최저치	최고치	측정값	통과	실패
절개	100 %	300 W	255 W	345 W			
	75 %	225 W	191.3 W	258.8 W			
	50 %	150 W	127.5 W	172.5 W			
	25 %	75 W	63.8 W	86.3 W			
응고	100 %	120 W	102 W	138 W			
	75 %	90 W	76.5 W	103.5 W			
	50 %	60 W	51 W	69 W			
	25 %	30 W	25.5 W	34.5 W			

QA-ES II에서 단극전극과 분산전극을 분리한 후 전기수술기의 양극활동전극(bipolar active electrode)을 빨강 'VAR LOAD' 커넥터에, 양극전극의 회수부분을 검정 'VAR LOAD' 커넥터에 연결한다. 이때 분산전극케이블(dispersive cable)은 회수전극 알람(return electrode alarm)이 울리지 않도록 전기수술기에 연결되어 있어야 하며 분산전극이 사람과 접촉되지 않는 비전도성 표면에 있는지 확인한다. 부하저항(load resistance)의 경우 양극(bipolar)을 사용하는 동안 조정될

수 있다. 아래 표를 참조하여 앞에서 기술한 것과 같은 방식으로 절개와 응고모드에서의 출력을 측정한다.

	출력 설정		출력		테스트 결과		
테스트모드	% of max	설정치	최저치	최고치	측정값	통과	실패
절개	100 %	50 W	42.5 W	57.5 W			
	75 %	37.5 W	31.9 W	43.1 W			
	50 %	25 W	21.3 W	28.8 W			
	25 %	12.5 W	10.6 W	14.4 W			
응고	100 %	50 W	42.5 W	57.5 W			
	75 %	37.5 W	31.9 W	43.1 W			
	50 %	25 W	21.3 W	28.8 W			
	25 %	12.5 W	10.6 W	14.4 W			

회수전극감시기능: 먼저 분산전극을 전기수술기에 연결한 후 두 선의 분산전극을 QA-ES II의 빨강과 검정의 'VAR.LOAD' 커넥터에 연결한다. 이때 테스트세트는 일회용 분산전극의 전극을 자른 뒤 분산케이블의 두 선을 분리 및 전선을 벗겨 바나나플러그 커넥터를 붙인 후 연결한다. 모드에 별표가 나타날 때까지 QA-ES II의 F2 'KNOB PARAM.' 을 누른다. 변환손잡이(encoder knob)를 사용하여 REM테스트(REM test)를 선택하고 "enter"를 누른다.

F2 'KNOB PARAM' 을 눌러 지연시간을 선택한 뒤 변환손잡이를 돌려 3000 ms로 설정한다. QA-ES II의 F3 'START' 를 눌러 작동시키면 부하저항이 10 W에서 시작하여 점차 증가한다. 알람이 울리면 F3 'STOP' 을 눌러 검사를 중지한다. 참고로 전기수술기에서 분산케이블(dispersive cable)이 연결 안 됐을 경우에도 회수전극 알람이 울린다. 회수전극 알람이 울리는 동안에는 전기수술기를 작동하면 안 된다.

알람동작 확인: 모든 상황을 가정하여 알람동작을 확인한다. 모든 알람이 제대로 기능하며 음량이 적절한지를 확인한다. 또한 알람 여부를 육안으로 확인할 수 있는 시각 표시기가 제대로 기능하는지 확인한다.

모델별 특정 성능테스트 완료: 기기별로 제공되는 서비스매뉴얼을 참조하여 제조사에서 권고하는 절차에 따라 성능테스트를 수행한다.

기기의 이용 재개: 기기의 이용 재개에 앞서 모든 설정을 원래의 설정에 맞게 조정한다.

장관영양주입펌프(Enteral feeding pump)

장관영양주입펌프는 위장에 문제는 없으나 충분한 영양을 섭취하지 못하는 환자에게 사용하는 기기로 환자에게 수술적 또는 일시적으로 삽입된 영양공급 튜브를 통해 유동식(feeding solution)을 공급하게 된다. 펌프는 소화관(digestive tract)을 통해 장으로 직접 주입되는 유동식의 흐름을 정확하게 조절하며 회전정량펌프(rotary peristaltic pump), 선형정량펌프(linear peristaltic pump), 용량펌프(volumetric pump)와 같은 펌프기전을 활용하며, 펌프에는 주입속도(dose rate), 주입과 관련한 설정치, 주입된 양 등에 대한 정보를 메모리에 저장하고, 주입 시 나타나는 흐름 변화나 고장에 대해 음성 또는 시각적으로 경고하는 기능이 있다.

권장기능 점검주기: 12개월마다

위험평가 샘플

기준: 각 범주에서 평가항목 하나를 선택한다.	기준점수	취득점수
임상적 기능		
환자와 접촉하지 않음	1	
기기가 환자와 접촉할 가능성이 있으나, 기능은 중요하지 않음	2	
기기가 환자 진단이나 직접적인 감시에 사용됨	3	
기기가 직접적인 환자치료에 사용됨	4	4
기기가 생명유지를 위해 사용됨	5	
물리적 위험		
기기 고장으로 인한 특별한 위험이 없음	1	
기기 고장으로 인해 낮은 정도의 위험이 나타날 수 있음	2	1
기기 고장으로 인해 부적절한 치료, 오진, 감시기능손상 등이 나타날 수 있음	3	
기기 고장으로 인해 환자나 사용자가 심각한 손상을 당하거나 사망에 이를 수 있음	4	
문제회피 가능성		
기기 고장으로 인한 특별한 위험이 없음	1	
기기 고장으로 인해 낮은 정도의 위험이 나타날 수 있음	2	2
기기 고장으로 인해 부적절한 치료, 오진, 감시기능손상 등이 나타날 수 있음	3	
기기 고장으로 인해 환자나 사용자가 심각한 손상을 당하거나 사망에 이를 수 있음	4	
예방점검이나 검사에 대한 특별한 관련 규정이나 제조사의 권고사항이 있음	5	
사고이력		
중요한 사고이력이 없음	1	1
중요한 사고이력이 있음	2	
구체적인 점검 일정에 대한 제조사 /규제요구 사항		
권고나 규제가 없음	1	1
검사에 필요한 독립적인 수치평가적 시스템을 요구함	2	
총점:		10
검사 지정: 0.0x 0.5x 1x 2x 3x 4x (연간 검사 횟수)		1

장관영양주입펌프 점검절차

추정시간: 20분

기기정보	
관리번호:	병원:
제조사:	모델:
고유번호:	위치:
점검정보	
검사기술자:	날짜:
검사유형: 도입 _______ 수리 후 _______	
사용 검사 기기: ISA 601 전기안전분석기(Electrical Safety Analyzer) (또는 이와 동등한 수준의 기기) IDA 4 Plus 주입기분석기(infusion device analyzer) (또는 이와 동등한 수준의 기기) IDA 4에 연결하는 튜빙과 커넥터 주입펌프용 튜빙세트 튜빙세트에 연결된 저장통 20 cc 혹은 더 큰 주사기 3방향 마개(stopcock)	

점검 결과				
합격	실패	해당없음		
물리적 상태				
			기기가 깨끗하고 오염되지 않았다.	
			케이스, 디스플레이, 마운트, 카트, 또는 기타 부속물에 물리적 손상이 없다.	
			스위치와 조절기는 사용이 용이하며 정확히 조정되어 있다.	
			디스플레이의 강도는 주간 사용에도 적절하다.	
			관리번호, 라벨, 경고문구가 부착되어 있으며 쉽게 읽을 수 있다.	
			주입구와 호스	
			전원선, 액세서리 케이블, 충전기	
			필터와 통풍구의 청결성	
전기안전				
			접지선저항	〈 0.3Ω
			섀시누설전류	〈 100 μA 정상상태 〈 500 μA 단일고장상태
			환자누설전류	〈 100 μA B 와 BF 〈 10 μA CF
			환자선누설전류-절연검사(환자장착부에 전원 인가 시)	〈 100 μA BF 〈 10 μA CF
			500V 공급 시 절연(저항)검사 (옵션)	〈 2 MΩ
예방점검				
			흐름(flow) 검출기의 청소	
			24개월마다 배터리 교체	
			모델별 특정 예방점검 수행	
동작점검				
			배터리 전원만을 이용한 기기구동 여부	
			폴클램프 기능	
			유속의 정확도	±10%
			유량의 정확도	±10%
			폐쇄 검출 압력	±1psi
			알람기능	
			모델별 특정 성능테스트 수행	
			모델별 특정 성능테스트 수행	

물리적 상태

일반기기 점검항목에서 언급한 것과 같이 기기의 물리적 상태를 점검한다.

전기안전

5장에서 소개한 항목에 따라 전기안전점검을 수행한다. 접지선저항, 새시누설전류를 점검한다.

예방점검

흐름(flow) 검출기의 청결성: 영양주입펌프의 흐름 검출기(flow detector)를 점검하고 검출 센서 부분에 있는 이 물질을 닦아낸다.

배터리 교체: 배터리는 24개월마다 교체하여야 한다. 필요한 경우에는 더 자주 교체할 수 있다.

모델별 특정 예방점검 수행: 기기별로 제공되는 서비스매뉴얼을 참조하여 제조사에서 권고하는 절차에 따라 예방점검을 수행한다.

성능검사

배터리 전원만을 이용한 기기구동 여부: 기기의 전원선이 콘센트에 꽂혀 있을 때 ac 전원 표시등이 점등하는지 점검한다. 이후 전원선을 콘센트에서 빼고 배터리만으로 기기를 구동하여 나머지 기능점검을 수행한다. 이때 ac 전원표시등은 소등되고 배터리 표시등이 점등되어야 한다. 점검을 마무리하는 시점에는 전원선을 다시 콘센트에 연결해야 한다.

폴클램프(pole clamp)의 기능: 폴클램프의 물리적 상태를 확인한다. 폴클램프는 영양주입펌프에 단단히 고정되어야 하고 움직임이 원활해야 한다. 그리고 영양주입펌프를 IV 폴대(IV pole)에 단단히 고정할 수 있어야 한다.

유속의 정확도: 주입 저장통에 1% 계면활성제함유 용액이 포함된 탈이온수(de-ionized water)를 채워놓고, 탈이온수에 사용할 Cole-Parmer Micro-90과 같은 1% 세제가 함유된 저장 용액을 대량으로 준비한다. 이 용액은 밀폐용기에 보관하면 6개월 이상 저장할 수 있으며 사용 시 탈이온수와 10:1의 비율로 희석해야 하는데 만일 거품이 많이 일어나면 20:1의 비율로 희석하는 것이 좋다. 수돗물이나 환자사용 용액은 IDA 4 Plus의 변환기에 손상을 끼칠 수 있기 때문에 사용해서는 안 된다.

주입펌프 튜빙을 저장통에 연결하고 튜빙 안에 공기가 남아 있지 않도록 하기 위해 씽크대나 배수통으로 배수시키면서 튜빙세트에 연결된 흐름제어장치(flow control mechanism)를 개방한다. 이때 중력으로 유체가 튜빙 아래로 흐를 수 있도록 저장통을 튜빙보다 높게 한다. 공기방울이 보이지 않을 때까지 유체를 계속해서 흘려보낸 후 튜빙세트를 주입펌프에 삽입한다. IDA 4 Plus의 채널 1 포트에 3방향 마개(three-way stopcock)를 연결한다. 환자 연결 튜빙을 마개 중 하나에 연결하고 다른 한 마개에 계면활성제함유 용액을 채운 주사기를 연결한다. 튜빙 하나를 채널 1의 배수포트에 연결한 후 사용된 용액을 받아내기 위한 용기 안으로 튜빙을 삽입하여 사용한 용액을 받아낸다.

IDA 4 Plus의 주메뉴에서 화살표 키를 사용해 채널 1에서 'SETUP' 을 선택하여 'ENT' 를 누른다. 다시 화살표 키를 사용하여 'FLOW' 를 선택하고 'ENT' 를 누른 후 'PRIME' 을 선택한다. 주사기 포트와 IDA 4 Plus만을 개방한 체 튜빙에 연결된 나머지 마개 포트를 닫는다. 스크린 상에 'START' 가 나타날 때까지 주사기에 있는 용액을 IDA 4 Plus 안으로 주입하고 'AutoSTART' 를 선택한다. 흐름을 인지하면 IDA 4 Plus는 유량 검사를 실행한다. 저장통에 연결된 튜빙 포트와 IDA 4 Plus만을 개방한 채 주사기 연결 포트를 닫는다.

주입펌프의 유속을 60 mL/hr, 주입량을 10 mL로 설정한다. 설정한 주입이 완료되어 알람이 울리면 IDA 4 Plus에서 'END' 를 선택하여 검사를 끝낸다. 이 정도의 유속과 주입량에서는 대략 10분 정도면 주입이 완료된다. 측정한 유속은 설정치의 10% 이내여야 한다. 예를 들어 유속을 60 mL/hr로 설정했다면 실제 측정치는 54~66 mL/hr 사이가 되어야 한다. 이후 유속을 120 mL/hr, 주입량을 10 mL로 설정하여 유속 검사를 반복한다. IDA 4 Plus는 4채널 분석기로써 동시에 4개의 펌프를 검사할 수 있다.

유량의 정확도: 주입펌프와 IDA 4 Plus를 유속정확도 측정 시와 동일하게 설정한다. IDA 4 Plus에서는 유속과 유량이 동시에 측정된다. 주입량은 설정치의 10% 이내여야 한다. 예를 들면 유량을 10 mL로 설정했다면 실제 유량은 9~11 mL 사이여야 한다.

폐쇄 검출 압력: IDA 4 Plus의 채널 설정 메뉴에서 'OCCLUSION' 을 선택한다. 필요한 경우 주사기를 이용하여 IDA 4 Plus에 마중물을 주입한다. 주입펌프 상의 유속을 100 mL/hr로 설정한다. 유량은 10 mL 나 그 이상으로 설정하여 검사가 끝나기 전까지 펌프가 동작하도록 한다. IDA 4 Plus 상의 'START' 를 선택한 후 펌프를 작동하고 펌프에서 폐쇄(occlusion) 알람이 울리면 IDA 4 Plus 상의 'END' 를 선택하고 압력을 기록한다. 이 값을 서비스매뉴얼 상에 기재된 폐쇄압력과 비교한다. 측정한 폐쇄압력은 펌프 패쇄압력의 1 psi 이내가 되어야 하는데 예를 들어 폐쇄압력이 20 psi 라면 측정된 압력은 19~21 psi 사이여야 한다.

알람기능: 모든 알람이 제대로 기능하며 음량이 적절한지를 확인한다. 또한 알람 여부를 육안으로 확인할 수 있는 시각 표시기가 제대로 기능하는지 확인한다.

펌프의 유속을 100 mL/hr, 유량을 100 mL로 설정한다. 펌프를 작동시키고 저장통과 펌프 사이의 튜빙을 폐쇄한다. 튜빙의 폐쇄는 튜빙에 부착한 클램프를 닫거나 집개와 같은 기구(hemostats or pliers)를 물려 시행한다. 펌프에서 상위폐쇄알람이 울리는지 확인한다.

알람을 없애고 펌프를 재작동한다. 이번에는 펌프를 지난 이후에서 튜빙을 폐쇄하고 펌프에서 하위폐쇄(downstream occlusion)로 인하여 알람이 울리는지 확인한다. 확인 후 알람을 없앤다.

만약 펌프에 튜빙 내 공기 유무를 검출할 수 있는 검출기가 장착되어 있으면 저장통 상하를 뒤집어 튜빙 안으로 인위적으로 공기방울을 들어가게 하여 기기에서의 알람을 확인한다. 알람을 없애고 펌프에서 튜빙을 뺀 후 튜빙 안에 공기를 제거하기 위해 마중물을 다시 주입한다. 튜빙세트를 펌프에 재연결하고 펌프를 작동시킨다.

저장통을 뒤집어 튜빙 내로 유체가 들어가지 못하게 하거나 저장통에 연결된 튜빙을 제거하는 방법으로 저장통을 비운 후 펌프에서 유체의 흐름이 없음을 인지하는 알람이 울리는지 확인한다.

모델별 특정 성능테스트 완료: 기기별로 제공되는 서비스매뉴얼을 참조하여 제조사에서 권고하는 절차에 따라 성능테스트를 수행한다.

기기의 이용 재개: 기기의 이용 재개에 앞서 모든 알람을 원래의 설정에 맞게 재설정하고 알람의 음량이 적절한지 확인한다. 그리고 배터리 충전을 위해 전원선을 콘센트에 연결한다.

체외심박조율기(External pacemaker)

체외심박조율기는 심박동을 조율하기 위해 흉벽을 통해 전기적 충격을 심장에 가하는 기기로 맥박과 출력 전류를 통제하는 전자회로와 일회용 부착전극에 기기를 연결하는 두 개의 리드선(lead cable)으로 구성되어 있다. 심장으로 전달된 전기 충격은 심장수축을 야기하며 심장의 모든 심실을 동시에 자극하게 된다. 체외심박조율기는 심장소생술(resuscitation)에 보조적으로 사용되거나 심정지(asystole)나 서맥(bradycardia)과 같은 부정맥(arrhythmias)교정 또는 부정맥을 유발하는 일련의 과정 동안의 일시적 심박동조율을 위해 사용된다.

권장기능 점검주기: 6개월마다

위험평가 샘플

기준: 각 범주에서 평가항목 하나를 선택한다.	기준점수	취득점수
임상적 기능		
환자와 접촉하지 않음	1	
기기가 환자와 접촉할 가능성이 있으나, 기능은 중요하지 않음	2	
기기가 환자 진단이나 직접적인 감시에 사용됨	3	
기기가 직접적인 환자치료에 사용됨	4	
기기가 생명유지를 위해 사용됨	5	5
물리적 위험		
기기 고장으로 인한 특별한 위험이 없음	1	
기기 고장으로 인해 낮은 정도의 위험이 나타날 수 있음	2	
기기 고장으로 인해 부적절한 치료, 오진, 감시기능손상 등이 나타날 수 있음	3	
기기 고장으로 인해 환자나 사용자가 심각한 손상을 당하거나 사망에 이를 수 있음	4	4
문제회피 가능성		
기기 고장으로 인한 특별한 위험이 없음	1	
기기 고장으로 인해 낮은 정도의 위험이 나타날 수 있음	2	2
기기 고장으로 인해 부적절한 치료, 오진, 감시기능손상 등이 나타날 수 있음	3	
기기 고장으로 인해 환자나 사용자가 심각한 손상을 당하거나 사망에 이를 수 있음	4	
예방점검이나 검사에 대한 특별한 관련 규정이나 제조사의 권고사항이 있음	5	
사고이력		
중요한 사고이력이 없음	1	
중요한 사고이력이 있음	2	2
구체적인 점검 일정에 대한 제조사 /규제요구 사항		
권고나 규제가 없음	1	1
검사에 필요한 독립적인 수치평가적 시스템을 요구함	2	
총점:		14
검사 지정: 0.0x 0.5x 1x 2x 3x 4x (연간 검사 횟수)		2

체외비침습 심박조율기 점검절차

추정시간: 20분

기기정보	
관리번호:	병원:
제조사:	모델:
고유번호:	위치:
점검정보	
검사기술자:	날짜:
검사유형: 도입 _______ 수리 후 _______	

사용 검사 기기: ISA 601 전기안전분석기(Electrical Safety Analyzer) (또는 이와 동등한 수준의 기기)
SigmaPace 1000 체외심박조율기 분석기 (또는 이와 동등한 수준의 기기)
심박조율기를 분석기에 연결하기 위한 케이블과 커넥터

점검 결과				
합격	실패	해당없음		
물리적 상태				
			기기가 깨끗하고 오염되지 않았다.	
			케이스, 디스플레이, 마운트, 카트, 또는 기타 부속물에 물리적 손상이 없다.	
			스위치와 조절기는 사용이 용이하며 정확히 조정되어 있다.	
			디스플레이의 강도는 주간 사용에도 적절하다.	
			관리번호, 라벨, 경고문구가 부착되어 있으며 쉽게 읽을 수 있다.	
			주입구와 호스	
			전원선, 액세서리 케이블, 충전기	
			필터와 통풍구의 청결성	
전기안전				
			접지선저항	〈 0.3Ω
			새시누설전류	〈 100 μA 정상상태 〈 500 μA 단일고장상태
			환자누설전류	〈 100 μA B 와 BF 〈 10 μA CF
			환자선누설전류-절연검사(환자장창부에 전원인가 시)	〈 100 μA BF 〈 10 μA CF
			500V 공급 시 절연(저항)검사 (옵션)	〈 2 MΩ
예방점검				
			24개월마다 배터리 교체	
			모델별 특정 예방점검 수행	
동작점검				
			배터리 전원만을 이용한 기기구동 여부	
			맥박의 정확도	±5%
			출력의 정확도	±10%
			펄스 너비	±10%
			알람기능	
			모델별 특정 성능테스트 수행	

물리적 상태

일반기기 점검항목에서 언급한 것과 같이 기기의 물리적 상태를 점검한다.

전기안전

5장에서 소개한 항목에 따라 전기안전점검을 수행한다. 접지선저항, 새시누설전류, 리드선 누설전류를 점검한다.

예방점검

배터리 교체: 배터리는 24개월마다 교체하여야 한다. 필요한 경우에는 더 자주 교체할 수 있다.

모델별 특정 예방점검 수행: 기기별로 제공되는 서비스매뉴얼을 참조하여 제조사에서 권고하는 절차에 따라 예방점검을 수행한다.

동작점검

배터리 전원만을 이용한 기기구동 여부: 기기의 전원선이 콘센트에 꽂혀있을 때 ac 전원표시등이 점등하는지 점검한다. 이후 전원선을 콘센트에서 빼고 배터리만으로 기기를 구동하여 나머지 기능점검을 수행한다. 이때 ac 전원표시등은 소등되고 배터리 표시등이 점등되어야 한다. 점검을 마무리하는 시점에는 전원선을 다시 콘센트에 연결해야 한다.

출력의 정확도: 심박동조율기(pacemaker)를 분석기 전면에 있는 입력 잭(input jacks)에 연결한다. 분석기를 켜고 F1 'NONINV' 을 눌러 비침습심박조율(non-invasive pacing)을 선택한다. F3 'BRAND' 를 눌러 제조사 별 사전설정 시험부하(preset test load)를 선택한다. 필요한 경우에는 F4 'LOAD' 를 눌러 시험부하를 적용한다. 적절한 부하값은 제조사의 매뉴얼을 참조한다. 제조사와 시험부하를 선택하였으면 F1 'NEXT' 을 누른다.

심박동조율기의 조율속도는 80 ppm, 출력은 최소로 설정하고 조율을 시작한다. 이때 SigmaPace 1000에서는 mA의 크기로 심박동출력이 표시된다. 전 출력범위에 걸쳐 심박동조율을 측정한다. 측정된 출력은 설정치의 10% 이내여야 한다. 예를 들어 출력을 100 mA로 설정했다면 측정값은 90~110 mA 사이여야 한다.

■ 중요

심박동조율기가 작동하는 동안 외부로 노출된 커넥터에 접촉해서는 안 된다. 연결을 조절하거나 해제할 경우에는 반드시 심박동조율기의 전원을 차단해야 한다.

맥박의 정확도: SigmaPace 1000은 심박동조율기의 출력을 측정하면서 맥박수도 나타내는데 측정된 맥박은 설정 맥박의 5% 이내가 되어야 한다. 예를 들어 맥박을 80 ppm으로 설정했다면 측정값은 76~84 ppm 사이여야 한다. 심박동조율기의 맥박을 천천히 조정하고 전체 범위에 걸쳐 맥박을 측정한다.

펄스 너비: SigmaPace 1000에서는 심박동조율기의 출력 측정과 함께 펄스의 너비도 나타낸다. 전형적인 펄스 너비는 0.5~2.0 mSec 사이이며 전 범위에 걸쳐 펄스 너비를 측정한다. 측정한 펄스 너비는 설정값의 10% 이내여야 하는데 예를 들어 설정 펄스 너비가 2.0 mSec이면 실제값은 1.8~2.2 mSec 사이여야 한다.

알람의 동작 확인: 모든 알람 상황을 점검한다. 알람이 제대로 기능하며 음량이 적절한지를 확인한다. 또한 알람 여부를 육안으로 확인할 수 있는 시각 표시기가 제대로 기능하는지 확인한다.

모델별 특정 성능테스트 수행: 기기별로 제공되는 서비스매뉴얼을 참조하여 제조사에서 권고하는 절차에 따라 검사를 수행한다.

기기의 이용 재개: 기기의 이용 재개에 앞서 모든 설정을 원래의 설정에 맞게 조정한다. 만일 전원선과 충전기가 장착되어 있으면 배터리 충전을 위해 전원선을 콘센트에 연결한다.

태아전자감시기(Fetal monitors)

태아전자감시기는 태아의 심박수뿐만 아니라 분만동안 임산부의 자궁수축(maternal uterine contractions)을 측정여 산모와 태아의 안녕을 평가한다. 또한 비침습적 또는 침습적인 감시 방법을 사용하여 분만의 진행정도를 측정한다. 비침습적인 감시 방법은 산모 복부에 장착된 변환기(transducers)를 통해 이루어지며, 초음파 변환기를 통해서는 태아의 심박수를, 자궁수축력측정 변환기(tocodynamometer transducer)를 통해서는 자궁의 수축정도를 측정하게 된다. 침습적 감시 방법으로는 태아의 두피(scalp)나 다른 피부 조직에 직접 전극 연결하여 태아의 심박수를 측정하는 것과 산모 자궁안 으로 삽입된 카테터의 압력변환기를 통한 직접적인 자궁내압(intrauterine pressure)을 측정하는 것이 있다. 태아전자감시기는 부가적으로 산모의 심박수와 혈압을 측정할 수도 있다.

권장기능 점검주기: 12개월마다

위험평가 샘플

기준: 각 범주에서 평가항목 하나를 선택한다.	기준점수	취득점수
임상적 기능		
환자와 접촉하지 않음	1	
기기가 환자와 접촉할 가능성이 있으나, 기능은 중요하지 않음	2	
기기가 환자 진단이나 직접적인 감시에 사용됨	3	3
기기가 직접적인 환자치료에 사용됨	4	
기기가 생명유지를 위해 사용됨	5	
물리적 위험		
기기 고장으로 인한 특별한 위험이 없음	1	
기기 고장으로 인해 낮은 정도의 위험이 나타날 수 있음	2	
기기 고장으로 인해 부적절한 치료, 오진, 감시기능손상 등이 나타날 수 있음	3	3
기기 고장으로 인해 환자나 사용자가 심각한 손상을 당하거나 사망에 이를 수 있음	4	
문제회피 가능성		
유지보수나 검사가 기기의 신뢰성에 영향을 주지 않음	1	
일반적인 기기 고장 양상을 예측할 수 없거나 예측이 어려움	2	2
일반적 기기 고장 양상을 예측하기 어렵지만, 기기이력을 통해 기술제공자가 점검하는 동안 기기의 문제를 발견할 수 있음	3	
일반적 기기 고장을 예측할 수 있고 예방점검을 통해 고장을 예방할 수 있음	4	
예방점검이나 검사에 대한 특별한 관련 규정이나 제조사의 권고사항이 있음	5	
사고이력		
중요한 사고이력이 없음	1	1
중요한 사고이력이 있음	2	
구체적인 점검 일정에 대한 제조사 /규제요구 사항		
권고나 규제가 없음	1	1
검사에 필요한 독립적인 수치평가적 시스템을 요구함	2	
총점:		10
검사 지정: 0.0x 0.5x 1x 2x 3x 4x (연간 검사 횟수)		1

태아전자감시기 점검절차

추정시간: 30분

기기정보	
관리번호:	병원:
제조사:	모델:
고유번호:	위치:
점검정보	
검사기술자:	날짜:
검사유형: 도입 _______ 수리 후 _______	

사용 검사 기기: ISA 601 전기안전분석기(Electrical Safety Analyzer) (또는 이와 동등한 수준의 기기)
PS320 태아 시뮬레이터(fetal simulator) (또는 이와 동등한 수준의 기기)
MFH-1 기계적 태아 심장 (또는 이와 동등한 수준의 기기)
태아전자감시기를 분석기에 연결하는 케이블
스톱워치나 초침이 있는 시계
초음파 겔

점검 결과				
합격	실패	해당없음		
물리적 상태				
			기기가 깨끗하고 오염되지 않았다.	
			케이스, 디스플레이, 마운트, 카트, 또는 기타 부속물에 물리적 손상이 없다.	
			스위치와 조절기는 사용이 용이하며 정확히 조정되어 있다.	
			디스플레이의 강도는 주간 사용에도 적절하다.	
			관리번호, 라벨, 경고문구가 부착되어 있으며 쉽게 읽을 수 있다.	
			주입구와 호스	
			전원선, 액세서리 케이블, 충전기	
물리적 상태				
			접지선저항	〈 0.3Ω
			섀시누설전류	〈 100 μA 정상상태 〈 500 μA 단일고장상태
			환자누설전류	〈 100 μA B 와 BF 〈 10 μA CF
			환자선누설전류-절연검사(isolaton test) (환자장착부에 전원인가 시)	〈 100 μA BF 〈 10 μA CF
			500V 공급 시 절연(저항)검사 (옵션)	〈 2 MΩ
			환자누설전류	〈 2 M
예방점검				
			24개월마다 배터리 교체	
			롤러와 용지 가이드의 청결성	
			모터와 용지 공급 기계장치의 윤활	
			시간과 날짜의 정확성	
			모델별 특정 예방점검 수행	
동작점검				
			배터리 전원만을 이용한 기기구동 여부	
			태아심박수의 정확도	±5%
			산모 심박수의 정확도	±5%
			자궁내압의 정확도	±2%
			기록계 속도(3m/min)	±4%
			알람의 기능	
			모델별 특정 성능테스트 수행	

물리적 상태

일반기기 점검항목에서 언급한 것과 같이 기기의 물리적 상태를 점검한다.

전기안전

5장에서 소개한 항목에 따라 전기안전점검을 수행한다. 접지선저항, 섀시누설전류, 리드선 누설전류를 점검한다.

예방점검

배터리 교체: 배터리는 24개월마다 교체하여야 한다. 필요한 경우에는 더 자주 교체할 수 있다.

롤러와 용지 가이드의 청결성: 롤러와 용지 가이드를 검사하고 이물질을 제거한다. 롤러 안에 찢어진 용지가 끼어 있는지 확인한다.

모터와 용지 공급 장치의 윤활: 제조사의 서비스매뉴얼 상의 지침에 따라 모터와 용지 공급 장치를 윤활한다. 모터에 따라 윤활이 필요 없는 경우도 있다.

시간과 날짜의 정확성 확인 및 수정: 태아전자감시기에 표시되는 시간과 날짜가 정확한지 확인한다. 만약 시간과 날짜가 표시되지 않는 기기라면 기록계에서 출력지를 프린트하여 확인한다. 필요한 경우 시간과 날짜를 수정한다.

모델별 특정 예방점검 수행: 모델별 특정 예방점검은 기기별로 제공되는 서비스매뉴얼을 참고하여 제조사에서 권고하는 절차에 따라 실시한다.

성능검사

배터리 전원만을 이용한 기기구동 여부: 기기의 전원선이 콘센트에 꽂혀 있을 때 ac 전원 표시등이 점등하는지 점검한다. 이후 전원선을 콘센트에서 빼고 배터리만으로 기기를 구동하여 나머지 기능점검을 수행한다. 이때 ac 전원표시등은 소등되고 배터리 표시등이 점등되어야 한다. 검사를 마무리하는 시점에는 전원선을 다시 콘센트에 연결해야 한다.

태아심박수의 정확도: 만약 태아전자감시기에 태아두피전극(fetal scalp electrodes)이 사용된다면 PS320의 측면 커넥터에 심전도 케이블로 연결한다. PS320의 상, 하 버튼을 사용하여 태아심박수를 120 bpm으로 설정한다. 측정값은 설정 심박수의 5% 이내에 들어야 한다. 예를 들어 심박수를 120 bpm으로 설정한 경우, 측정값은 114~126 bpm 사이여야 한다.

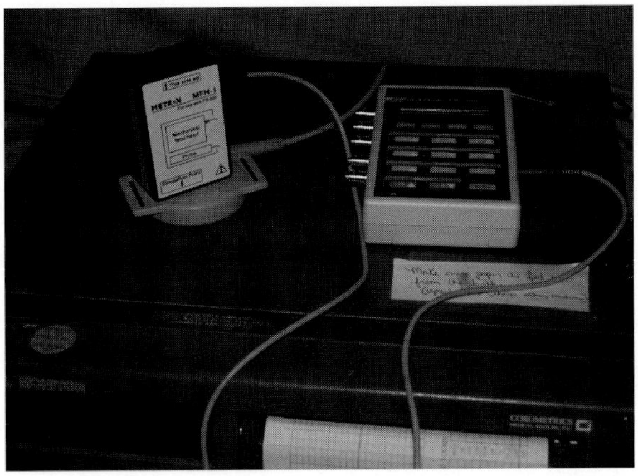

사진 6-8. MFH-1 태아심박수 시뮬레이터를 이용해 초음파 트랜스듀서를 점검하는 모습

태아전자감시기상의 초음파 연결 커넥터에 연결된 초음파 케이블을 PS320의 US1 포트에 연결한다(사진 6-8). 만약 태아전자감시기에 두 개의 초음파 입력단이 장착되어 있으면 두 번째 초음파 케이블을 분석기의 US2 포트에도 연결한다. 앞에서처럼 측정된 심박수는 설정치의 5% 이내여야 한다. 예를 들면 심박수를 120 bpm으로 설정한 경우, 측정값은 114~126 bpm 이내여야 한다. PS320 분석기에서 케이블 연결을 해제한다.

초음파 변환기(ultrasound transducers)의 동작을 검사하기 위해 MFH-1 기계적 태아 심박 시뮬레이터를 PS320 분석기 US1 포트에 연결한다. 참고로 분석기가 배터리로 동작하지 않기 때문에 배터리 정류기(battery eliminator)가 필요할 수도 있다. 태아전자감시기에 초음파 변환기를 연결한다. 평편한 바닥에 초음파 변환기가 위로 향하게 올려놓고 초음파 겔을 바른 후 변환기 위에 MFH-1의 시뮬레이션 창이 변환기를 향하도록 올려놓는다. 측정되는 태아심박수는 설정치의 5% 이내가 되어야 한다. 예를 들어 심박수를 120 bpm으로 설정하였다면 측정된 심박수는 114~126 bpm 사이여야 한다. 개별 초음파 변환기에 대해 이 과정을 반복 수행한다. MFH-1을 PS320에서 제거하고 검사를 끝낸다.

산모 심박수의 정확도: 심전도 케이블을 PS320의 커넥터에 연결한다. 상, 하 버튼을 이용하여 산모 심박수를 60 bpm으로 설정한다. 측정된 심박수가 설정값의 5% 이내인지 확인한다. 예를 들면 심박수를 60 bpm으로 설정하였다면 측정값은 57~63 bpm 이내여야 한다.

자궁내압의 정확도: 태아전자감시기 상의 TOCO 커넥터에 연결된 TOCO 케이블을 PS320 포트에 연결한다. TOCO 버튼을 사용하여 설정압을 정하는데 측정값은 설정압의 2% 이내가 되어야 한다. 예를 들면 내압을 50 mm로 설정하였으면, 측정값은 49~51 mm가 되어야 한다.

기록계의 속도: 태아전자감시기의 기록계를 작동시킨다. 기록계의 마크 기능을 이용하여 용지에 마크하는데 스톱워치나 초침이 있는 시계를 이용하여 150초(2분50초)간 측정한 후 용지에 시작점과 끝나는 점 사이를 측정한다. 만약 기록계의 속도가 3 cm/min이라면 마크는 72~78 mm 사이여야 한다.

알람의 동작 확인: 모든 알람이 제대로 기능하며 음량이 적절한지를 확인한다. 또한 알람 여부를 육안으로 확인할 수 있는 시각 표시기가 제대로 기능하는지 확인한다. 감시기 상의 알람설정을 확인하고 PS320 상의 태아심박수를 태아전자감시기의 최저 심박 알람 제한치 이하로 낮추어 알람이 울리는지 확인한다. 태아심박수를 태아전자감시기의 최고 심박 알람 제한치 이상으로 올려 알람이 울리는지 확인한다. 검사가 끝나면 태아심박수를 120 bpm으로 되돌려 알람이 울리지 않도록 하고 위와 동일한 방법으로 산모 심박수 알람도 확인한다.

모델별 특정 성능테스트 수행: 기기별로 제공되는 서비스매뉴얼을 참조하여 제조사에서 권고하는 절차에 따라 성능검사를 수행한다.

기기의 이용 재개: 기기의 이용 재개에 앞서 알람을 일반사용에 맞게 재설정하고 적절한 음량을 확인한다. 변환기에서 초음파 겔을 닦아내고 배터리 충전을 위해 전원선을 콘센트에 연결한다.

환자체온유지기(Hypo/hyperthermia)

환자체온유지기는 물을 순환시켜 환자의 체온을 조절하는 기기로 물의 온도를 조정함으로써 환자를 따뜻하게 하거나 차갑게 한다. 전형적인 기기의 구성요소로는 물탱크(water reservoir), 전열부(heating element), 냉각시스템(cooling system), 물을 회전시키기 위한 펌프(pump), 실제로 물이 회전되는 블랭킷(blanket)이 있다. 그 외에도 설정된 온도를 유지하기 위한 자동 온도조절장치(thermostat)와 전자회로가 있다.

권장기능 점검주기: 12개월마다

위험평가 샘플

기준: 각 범주에서 평가항목 하나를 선택한다.	기준점수	취득점수
임상적 기능		
환자와 접촉하지 않음	1	
기기가 환자와 접촉할 가능성이 있으나, 기능은 중요하지 않음	2	
기기가 환자 진단이나 직접적인 감시에 사용됨	3	
기기가 직접적인 환자치료에 사용됨	4	4
기기가 생명유지를 위해 사용됨	5	
물리적 위험		
기기 고장으로 인한 특별한 위험이 없음	1	
기기 고장으로 인해 낮은 정도의 위험이 나타날 수 있음	2	
기기 고장으로 인해 부적절한 치료, 오진, 감시기능손상 등이 나타날 수 있음	3	3
기기 고장으로 인해 환자나 사용자가 심각한 손상을 당하거나 사망에 이를 수 있음	4	
문제회피 가능성		
유지보수나 검사가 기기의 신뢰성에 영향을 주지 않음	1	
일반적인 기기 고장 양상은 예측할 수 없거나 예측이 어려움	2	2
일반적 기기 고장 양상은 예측하기 어렵지만, 기기이력을 통해 기술제공자가 점검하는 동안 기기의 문제를 발견할 수 있음	3	
일반적 기기 고장을 예측할 수 있고 예방점검을 통해 고장을 예방할 수 있음	4	
예방점검이나 검사에 대한 특별한 관련 규정이나 제조사의 권고사항이 있음	5	
사고이력		
중요한 이력이 없음	1	1
중요한 사고이력이 있음	2	
구체적인 점검 일정에 대한 제조사 /규제요구 사항		
권고나 규제가 없음	1	1
검사에 필요한 독립적인 수치평가적 시스템을 요구함	2	
총점:		11
검사 지정: 0.0x 0.5x 1x 2x 3x 4x (연간 검사 횟수)		1

환자체온유지기 점검절차

추정시간: 35분

기기정보	
관리번호:	병원:
제조사:	모델:
고유번호:	위치:
점검정보	
검사기술자:	날짜:
검사유형: 도입 _______ 수리 후 _______	

사용 검사 기기: ISA 601 전기안전분석기(Electrical Safety Analyzer) (또는 이와 동등한 수준의 기기)
온도 프로브가 있는 DPM 4 (또는 이와 동등한 수준의 기기)
유량계(water flow meter)
튜빙 및 유량계에 연결하기 위한 커넥터

점검 결과				
합격	실패	해당없음		
물리적 상태				
			기기가 깨끗하고 오염되지 않았다.	
			케이스, 디스플레이, 마운트, 카트, 또는 기타 부속물에 물리적 손상이 없다.	
			스위치와 조절기는 사용이 용이하며 정확히 조정되어 있다.	
			디스플레이의 강도는 주간 사용에도 적절하다.	
			관리번호, 라벨, 경고문구가 부착되어 있으며 쉽게 읽을 수 있다.	
			주입구와 호스	
			전원선, 액세서리 케이블, 충전기	
			필터와 통풍구의 청결성	
전기안전				
			접지선저항	〈 0.3Ω
			섀시누설전류	〈 100 μA 정상상태 〈 500 μA 단일고장상태
			환자누설전류	〈 100 μA B 와 BF 〈 10 μA CF
			환자선누설전류–절연검사(환자장착부에 전원인가 시)	〈 100 μA BF 〈 10 μA CF
			500V 공급 시 절연(저항)검사 (옵션)	〈 2 MΩ
예방점검				
			저장통의 청결성 확인	
			모터의 윤활	
			모델별 특정 예방점검 수행	
동작점검				
			유체 높이	
			유속	
			온도의 정확성	±1℃
			고온 보호	≥43℃
			저온 보호	≤1℃
			온도 프로브 정확도	±1℃
			알람의 기능	
			모델별 특정 성능테스트 수행	

물리적 상태

일반기기 점검항목에서 언급한 것과 같이 기기의 물리적 상태를 점검한다.

전기안전

5장에서 소개한 항목에 따라 전기안전점검을 수행한다. 접지선저항, 새시누설전류를 점검한다.

예방점검

저장통의 청결성 확인: 물저장통을 비운 후 갈라진 곳이나 새는 곳이 있는지 확인한다. 고무씰(rubber seals)의 상태를 확인하고 필요하면 교체하며 저장통에 쌓여 있는 각종 이물질이나 침적된 광물(mineral) 등을 청소한다. 기기 내부에 광물이 침전될 수 있는 수돗물이 아닌 증류수로 저장통을 다시 채운다.

모터의 윤활: 서비스매뉴얼 상의 제조사 지침에 따라 펌프모터를 윤활한다. 모터에 따라 윤활이 필요 없는 경우도 있다.

모델별 특정 예방점검 수행: 서비스매뉴얼을 참조하여 제조사에서 권고하는 절차에 따라 예방점검을 수행한다.

동작점검

유체 높이: 저장통의 유체 높이가 적절한지 확인한다. 블랭킷을 통해 순환할 수 있는 충분한 물이 있어야 하지만 과도한 양을 채워서는 안 된다.

유속: 블랭킷을 환자체온유지기에 연결한다. 유량계를 환자체온유지기의 배출구와 블랭킷의 주입구(inlet) 사이에 연결한다. 유속에 대한 상세한 내용은 서비스매뉴얼을 확인한다.

온도의 정확도: 온도 프로브(temperature probe)를 DPM 4의 Temp 커넥터에 연결한다. 만약 온도 단위를 변경해야 한다면 DPM 4의 'UNIT' 키를 눌러 섭씨(Celsius)나 화씨(fahrenhiet)로 변경한다.

블랭킷을 환자체온유지기에 연결하고 온도 프로브를 물저장통 안으로 넣어 순환하는 물의 온도를 측정한다(사진 6-9). 환자체온유지기의 설정온도를 최저온도로 설정하고 수온이 안정화될 때까지 기다렸다가 측정하고 다시 수온을 중간, 최고로 설정한 후 각각의 온도를 측정한다. 측정온도는 설정온도의 1 ℃ 이내가 되어야 한다. 예를 들어 수온을 42 ℃로 설정했다면 실제 측정되는 온도는 41~43 ℃ 사이가 되어야 한다.

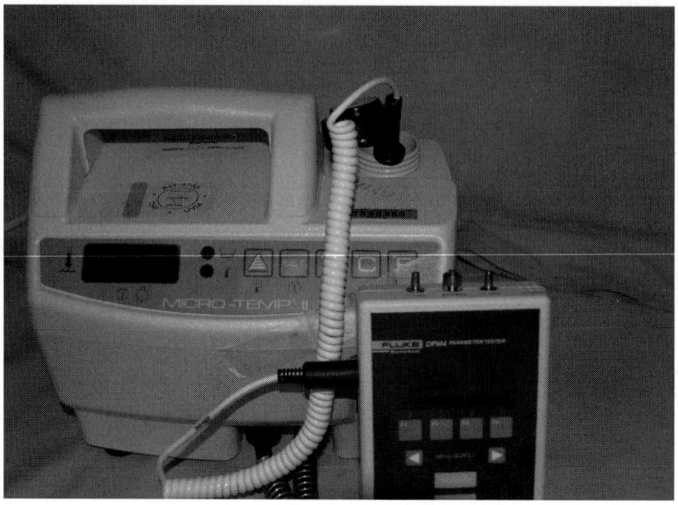

사진 6-9. DPM 4를 이용하여 수온을 측정하는 모습

고온 보호: 환자체온유지기에 블랭킷을 연결하고 온도 프로브를 물저장통으로 삽입한다. 환자체온유기기의 온도를 최대로 설정한다. 이 경우 순환하는 물의 온도는 환자체온유지기의 온도 알람이 울릴 때까지 증가하여 알람이 울리게 되는데 이때 DPM 4상의 온도를 확인한다.

만일 환자체온유지기에 환자온도 측정 프로브가 장착되어 있다면 이것을 대기 중에 노출해 놓는다. 서비스매뉴얼 상의 고온 제한치를 확인하고 측정한 온도와 비교한다. 측정한 온도는 고온 제한치의 1 ℃ 이내여야 한다. 예를 들어 고온 제한치가 44 ℃ 라면 측정한 온도는 43~45 ℃ 사이에 들어야 한다.

만일 환자체온유지기에 환자온도프로브가 창착되어 있지 않으면 서비스매뉴얼에서 제시하는 온도조절기능을 무시하는 온도조절기 오버라이딩 처리방법을 수행한다.

저온 보호: 만약 환자체온유지기에 저온 알람기능이 지원된다면 환자체온유지기상의 온도를 최저로 설정한다.

만약 환자체온유지기에 환자 온도 측정 프로브가 장착되어 있다면 이를 대기 중에 노출시킨다. 순환하는 물의 온도가 최저온도까지 감소하면 알람이 울리게 되는데 이때 DPM 4의 온도를 확인한다. 서비스매뉴얼에서 제시하는 최저온도 제한치를 확인하고 측정한 온도와 비교한다. 측정한 온도는 최저온도 제한치의 1 °C 이내여야 한다.

온도 프로브의 정확도: 30 °C 정도의 따뜻한 물을 용기에 채우고 환자체온유지기의 온도 프로브와 DPM 4의 온도 프로브를 삽입한다. 환자체온유지기에서 측정한 온도는 DPM 4에서 측정한 온도의 1 °C 이내여야 한다. 예를 들면 DPM 4의 온도가 30 °C라면 환자체온유지기의 온도는 29~31°C 사이여야 한다.

알람기능: 모든 알람이 제대로 기능하며 음량이 적절한지를 확인한다. 또한 알람 여부를 육안으로 확인할 수 있는 시각 표시기가 제대로 기능하는지 확인한다. 만일 환자체온유지기에 저장통의 최저 수위 알람이 장착되어 있으면 저장통의 물을 최저 수위 이하까지 빼낸 후 환자체온유지기를 가동하여 알람이 울리는지 확인한다. 확인 후 증류수를 채워 알람이 울리지 않도록 한다.

모델별 특정 성능테스트 완료: 기기별로 제공되는 서비스매뉴얼을 참조하여 제조사에서 권고하는 절차에 따라 성능테스트를 수행한다.

기기의 이용 재개: 기기의 이용 재개에 앞서 모든 설정을 일반사용에 맞게 재설정하고 알람의 적절한 음량을 확인한다. 만일 환체체온기를 바로 사용할 경우에는 저장통에 충분한 물을 채워두어야 하지만 그렇지 않은 경우에는 물을 비워 놓는다.

신생아보육기(Infant incubators)

신생아보육기는 신생아를 위한 적절한 온도, 습도, 산소를 유지하며 제한적이고 통제된 환경을 제공하는 기기로 주로 조산아 혹은 스스로 체온을 조절할 수 없는 신생아에게 사용한다. 신생아보육기는 전형적으로 메트리스, 투명하고 떼어낼 수 있는 플라스틱 덮개, 가열기, 따뜻한 공기를 순환시키는 팬, 온도조절장치 등으로 구성되어 있다. 보육기에는 온도 센서를 통한 보육기 내 공기의 온도뿐만 아니라 신생아에게 접촉된 피부 프로브(skin probe)를 통해 신생아의 체온을 측정할 수 있으며 대부분의 보육기에는 습도와 산소를 조절할 수 있는 장치가 장착되어 있다.

권장기능 점검주기: 12개월마다

위험평가 샘플

기준: 각 범주에서 평가항목 하나를 선택한다.	기준점수	취득점수
임상적 기능		
환자와 접촉하지 않음	1	
기기가 환자와 접촉할 가능성이 있으나, 기능은 중요하지 않음	2	
기기가 환자 진단이나 직접적인 감시에 사용됨	3	
기기가 직접적인 환자치료에 사용됨	4	4
기기가 생명유지를 위해 사용됨	5	
물리적 위험		
기기 고장으로 인한 특별한 위험이 없음	1	
기기 고장으로 인해 낮은 정도의 위험이 나타날 수 있음	2	
기기 고장으로 인해 부적절한 치료, 오진, 감시기능손상 등이 나타날 수 있음	3	
기기 고장으로 인해 환자나 사용자가 심각한 손상을 당하거나 사망에 이를 수 있음	4	4
문제회피 가능성		
유지보수나 검사가 기기의 신뢰성에 영향을 주지 않음	1	
일반적인 기기 고장 양상은 예측할 수 없거나 예측이 어려움	2	2
일반적 기기 고장 양상은 예측하기 어렵지만, 기기이력을 통해 기술제공자가 점검하는 동안 기기의 문제를 발견할 수 있음	3	
일반적 기기 고장을 예측할 수 있고 예방점검을 통해 고장을 예방할 수 있음	4	
예방점검이나 검사에 대한 특별한 관련 규정이나 제조사의 권고사항이 있음	5	
사고이력		
중요한 사고이력이 없음	1	1
중요한 사고이력이 있음	2	
구체적인 점검 일정에 대한 제조사 /규제요구 사항		
권고나 규제가 없음	1	1
검사에 필요한 독립적인 수치평가적 시스템을 요구함	2	
총점:		12
검사 지정: 0.0x 0.5x 1x 2x 3x 4x (연간 검사 횟수)		1

신생아보육기 점검절차

추정시간: 120분

기기정보	
관리번호:	병원:
제조사:	모델:
고유번호:	위치:
점검정보	
검사기술자:	날짜:
검사유형: 도입 _______ 수리 후 _______	

사용 검사 기기: ISA 601 전기안전분석기(Electrical Safety Analyzer) (또는 이와 동등한 수준의 기기)
INCU 보육기 분석기(incubator analyzer) (또는 이와 동등한 수준의 기기)
스톱워치나 초침이 있는 시계
열풍기(heat gun)

점검 결과				
합격	실패	해당없음		
물리적 상태				
			기기가 깨끗하고 오염되지 않았다.	
			케이스, 디스플레이, 마운트, 카트, 또는 기타 부속물에 물리적 손상이 없다.	
			스위치와 조절기는 사용이 용이하며 정확히 조정되어 있다.	
			디스플레이의 강도는 주간 사용에도 적절하다.	
			관리번호, 라벨, 경고문구가 부착되어 있으며 쉽게 읽을 수 있다.	
			주입구와 호스	
			전원선, 액세서리 케이블, 충전기	
			필터와 통풍구의 청결성	
전기안전				
			접지선저항	〈 0.3Ω
			섀시누설전류	〈 100 μA 정상상태 〈 500 μA 단일고장상태
			환자누설전류	〈 100 μA B 와 BF 〈 10 μA CF
			환자선누설전류-절연검사(환자장착부에 전원인가 시)	〈 100 μA BF 〈 10 μA CF
			500V 공급 시 절연(저항)검사 (옵션)	〈 2 MΩ
예방점검				
			냉각 통풍구와 필터의 청결성	
			통기 관(ducts), 가열기(heater), 팬의 청결성 확인	
			가스켓 확인	
			포트(port)의 닫힘과 포트 슬리브(port sleeves) 확인	
			매 24개월마다 배터리 교체	
			모델별 특정 예방점검 수행	
동작점검				

			배터리 전원만을 이용한 기기구동 여부	
			팬의 동작	
			예열 시간	±20%
			공기온도의 정확도	±1℃
			피부온도의 정확도	±0.3℃
			온도 초과	±2℃
			상대습도	±10%
			공기유속	≤ 0.35 m/s
			공기온도 알람	
			피부온도 알람	
			고온 보호	≤ 40℃
			소음의 수준	≤ 60 dB 정상상태 ≤ 80 dB 알람동작 ≥ 80 dB 알람동작, 보육기에서 3m
			알람의 기능	
			모델별 특정 성능테스트 수행	

물리적 상태

일반기기 점검항목에서 언급한 것과 같이 기기의 물리적 상태를 점검한다.

전기안전

5장에서 소개한 항목에 따라 전기안전점검을 수행한다. 접지선저항, 새시누설전류, 리드선 누설전류를 점검한다.

예방점검

방열구와 필터의 청결성: 통풍구와 공기 필터를 점검한다. 진공청소기를 이용하여 통기관(air ducts)의 먼지를 제거한다. 필터를 청소하거나, 필요한 경우 교체한 후 필터가 제대로 끼워졌는지 확인한다.

가스켓 확인: 고무나 플라스틱 재질의 가스켓(gaskets)과 씰(seals)을 확인하고 필요한 경우 교체한다.

포트(port)의 닫힘과 포트 슬리브(port sleeves) 확인: 포트의 문이 적절하게 닫히는지 확인한다. 그리고 포트 글러브에 구멍이 나거나 닳았는지 확인한다.

배터리 교체: 배터리는 24개월마다 교체하여야 한다. 필요한 경우에는 더 자주 교체할 수 있다.

모델별 특정 예방점검 수행: 기기별로 제공되는 서비스매뉴얼을 참조하여 제조사에서 권고하는 절차에 따라 예방점검을 수행한다.

동작점검

배터리 전원만을 이용한 기기구동 여부: 기기의 전원선이 콘센트에 꽂혀 있을 때 ac 전원표시등이 점등하는지 점검한다. 이후 전원선을 콘센트에서 빼고 배터리만으로 기기를 구동하여 나머지 기능점검을 수행한다. 이때 ac 전원표시등은 소등되고 배터리 표시등이 점등되어야 한다. 검사를 마무리하는 시점에는 전원선을 다시 콘센트에 연결해야 한다.

팬의 동작: 팬 날개에 이가 빠진 흔적, 뒤틀림, 녹아내림, 유실 등의 손상이 있는지 확인한다. 그리고 팬 주위가 청결한지, 팬 하우징(fan housing) 부분에 쓸린 부분이 있는지 확인한다. 제조사의 지시사항에 따라 팬 모터를 윤활한다. 참고로 모든 모터를 윤활할 필요는 없다.

예열 시간: 일반 실온에서 신생아보육기의 온도를 주위 온도보다 12 ℃ 높게 설정(전형적으로 36 ℃)한다. 스톱워치를 사용하여 온도가 안정화되는데 얼마나 걸리는지 측정한다. 측정한 준비 시간은 제조사에서 지정한 시간의 20% 이내가 되어야 한다. 예를 들어 설정한 시간이 30분이라면 측정한 시간은 24~36분 사이여야 한다.

공기온도의 정확도: 보육기온도를 32 ℃로 설정한다. INCU 보육기 분석기를(사진 6-10과 같이 보육기 중앙에 놓는다. T1, T3 온도 프로브를 반대쪽 코너에 수직적으로 놓고 T2 프로브는 중앙 부분에 놓는다. 공기유속센서를 연결하여 보육기 내부 공기흐름에 수직이 되도록 센서를 돌린다. 만약 보육기에 피부온도프로브(skin temperature probe)가 장착되어 있으면 T2 센서 가

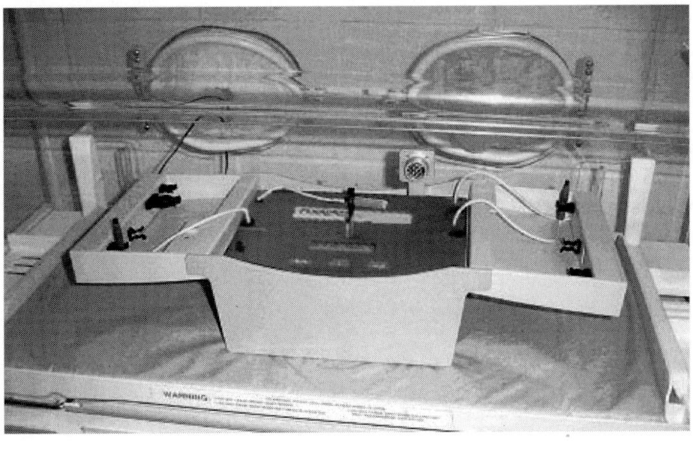

사진 6-10. 신생아 보육기 안에 위치한 INCU

까이에 놓는다. 보육기온도가 안정화될 때까지 기다린다. INCU의 'SELECT' 버튼을 눌러 측정값을 확인한다. 측정한 온도는 설정온도의 1 ℃ 이내여야 한다. 만약 보육기온도를 32 ℃로 설정했다면 측정한 온도는 31~33 ℃여야 한다. 다시 보육기온도를 36 ℃로 설정한 후 반복하여 측정한다.

피부온도의 정확도: 피부온도프로브를 INCU의 T2 센서 가까이에 놓는다. 보육기온도가 안정화되기를 기다렸다가 T2의 측정온도를 확인한다. 측정한 온도는 보육기 상에 나타난 피부온도의 0.3 ℃ 이내가 되어야 한다. 예를 들어 보육기에 표시된 피부온도가 36.0 ℃라면 측정한 온도는 35.7~36.3 ℃사이여야 한다.

온도 초과: 32 ℃로 안정화된 보육기온도를 36 ℃까지 올린다. 보육기온도가 올린 온도로 다시 안정화될 때에는 설정한 온도의 2 ℃ 이상을 초과해서는 안 된다. 즉, 보육기온도를 36 ℃로 설정했으면 안정화되는 동안 보육기온도는 38 ℃를 초과해서는 안 된다.

상대습도: 만약 보육기에 상대습도를 나타내는 디스플레이가 장착되어 있으면 INCU 보육기 분석기에서 측정한 상대습도를 확인한다. 측정한 상대습도는 보육기에서 나타낸 습도의 10% 이내가 되어야 한다. 만약 보육기에 상대습도가 50%로 나타났다면 측정한 상대습도는 45~55% 사이여야 한다.

공기유속: 보육기 중앙에 INCU를 놓아 공기유속센서(air flow sensor)가 보육기 내의 공기흐름과 수직이 되도록 돌린다. INCU 상의 공기유속 측정값을 확인한다. INCU상의 공기유속 측정값을 확인한다. 이때 공기의 유속은 0.35 m/s를 초과해서는 안 된다(사진 6-11).

공기온도 알람: 보육기온도를 36 ℃로 설정하고 온도가 안정화될 때까지 기다린다. 보육기 덮개를 열어 최저온도 알람이 울리는지 확인한다. 덮개를 덮고 열풍기를 사용하여 공기온도를 올려 36 ℃가 되도록 안정화 시킨 후 알람이 울리는 온도를 기록한다.

■ 중요

산소가 있는 상태에서는 공기유속센서를 사용해서는 안 된다. 센서는 열선기술(hot-wire technique)을 사용하여 공기유속을 측정하기 때문에 발화의 원인이 될 수 있다.

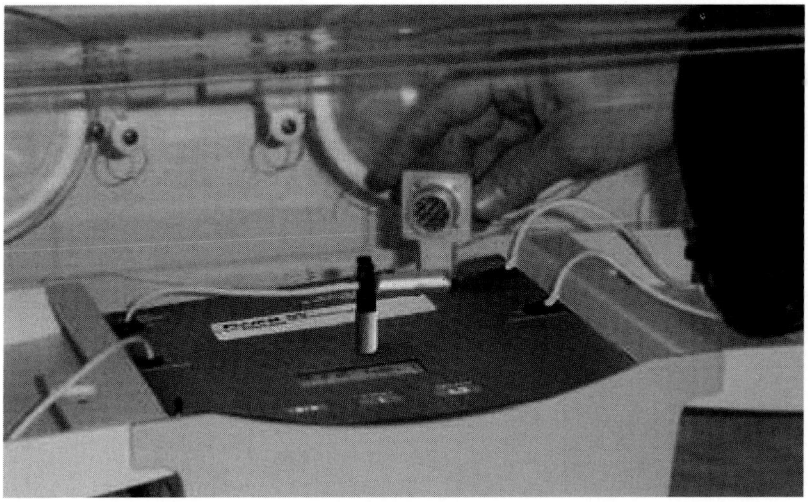

사진 6-11. 공기유속센서의 위치

피부온도 알람: 보육기상의 피부온도 설정을 36 ℃로 조정한다. 보육기안에 센서를 놓고 온도가 안정화 될 때까지 기다린다. 피부온도 센서를 보육기에서 빼내어 최저온도 알람이 울리는지 확인한다. 최고 온도 알람기능을 점검하기 위해 따뜻한 물에 피부온도 센서를 담가 알람이 울리는지 확인한다.

고온 보호: 보육기온도를 최고 온도로 설정하고 온도가 안정화 될 때까지 기다린다. 열풍기를 사용하여 보육기 내 온도를 최고 설정치 이상으로 올린 후 고온 보호 알람이 작동하는 온도를 확인한다.

소음수준: INCU를 보육기 중앙에 놓고 보육기를 작동시켜 보육기 내의 소음수준(sound level)을 측정한다. INCU 상의 'SELECT' 버튼을 눌러 소음수준값이 표시되도록 하며 소음을 측정할 때는 모든 포트와 문은 닫혀 있어야 한다. 보육기 안의 소음수준은 60 dB를 넘어서는 안 된다. 참고로 보육기 내 소음 문제의 대부분은 팬 때문에 발생한다. 알람을 인위로 작동시키고 이를 측정한다. 이때 소음수준은 80 dB를 초과해서는 안 된다. INCU를 보육기에서 빼내어 보육기 정면에서 3m 떨어진 곳에 놓는다. 보육기의 알람을 동작시켜 INCU 상의 소음수준을 측정한다. 이 거리에서 알람은 적어도 80 dB이 되어야 한다.

알람기능: 모든 알람이 제대로 기능하며 음량이 적절한지를 확인한다. 또한 알람 여부를 육안으로 확인할 수 있는 시각 표시기가 제대로 기능하는지 확인한다. 보육기에서 온도 프로브를 뽑아 프로브 미연결 알람을 작동시킨다. 만약 보육기에 온도 프로브의 단선 또는 단락을 알리는 알람기능이 있다면 그 기능을 점검한다. 전원선을 콘센트에서 뽑아 전원 알람이 울리는지

확인한다.

모델별 특정 성능테스트 수행: 기기별로 제공되는 서비스매뉴얼을 참조하여 제조사에서 권고하는 절차에 따라 점검을 수행한다.

기기의 이용 재개: 기기의 이용 재개에 앞서 각종 설정을 원래 설정으로 전환한다. 모든 알람의 음량이 일반사용에 적절한지 확인한다. 그리고 배터리 충전을 위해 전원선을 콘센트에 연결한다.

의약품자동주입기(Infusion pump)

의약품자동주입기는 정맥, 경막외, 피하를 통해 각종 의약물의 양을 정확하게 조절하여 환자에게 주입한다. 주입기는 약물 주입을 위해 연동펌프기계장치(peristaltic pump mechanism)와 의약물의 특정 양을 반복적으로 눌러주는 용량펌프기계장치(volumetric pump mechanism) 또는 주사기추진기계장치(syringe driven mechanism)를 이용하는데 이들을 통해 주입하는 약물의 양과 속도를 조정할 수 있다. 주입기에는 의약물의 흐름 변화나 고장을 알리는 시각적, 청각적 경고 기능이 있으며, 대부분의 의약품자동주입기는 설정 투여량과 각종 알람 등을 기록하는 메모리 기능이 있다.

권장기능 점검주기: 12개월마다

위험평가 샘플

기준: 각 범주에서 평가항목 하나를 선택한다.	기준점수	취득점수
임상적 기능		
환자와 접촉하지 않음	1	
기기가 환자와 접촉할 가능성이 있으나, 기능은 중요하지 않음	2	
기기가 환자 진단이나 직접적인 감시에 사용됨	3	
기기가 직접적인 환자치료에 사용됨	4	4
기기가 생명유지를 위해 사용됨	5	
물리적 위험		
기기 고장으로 인한 특별한 위험이 없음	1	
기기 고장으로 인해 낮은 정도의 위험이 나타날 수 있음	2	
기기 고장으로 인해 부적절한 치료, 오진, 감시기능손상 등이 나타날 수 있음	3	3
기기 고장으로 인해 환자나 사용자가 심각한 손상을 당하거나 사망에 이를 수 있음	4	
문제회피 가능성		
유지보수나 검사가 기기의 신뢰성에 영향을 주지 않음	1	
일반적인 기기 고장 양상을 예측할 수 없거나 예측이 어려움	2	2
일반적 기기 고장 양상을 예측하기 어렵지만, 기기이력을 통해 기술제공자가 점검하는 동안 기기의 문제를 발견할 수 있음	3	
일반적 기기 고장을 예측할 수 있고 예방점검을 통해 고장을 예방할 수 있음	4	
예방점검이나 검사에 대한 특별한 관련 규정이나 제조사의 권고사항이 있음	5	
사고이력		
중요한 사고이력이 없음	1	
중요한 사고이력이 있음	2	2
구체적인 점검 일정에 대한 제조사 /규제요구 사항		
권고나 규제가 없음	1	1
검사에 필요한 독립적인 수치평가적 시스템을 요구함	2	
총점:		12
검사 지정: 0.0x 0.5x 1x 2x 3x 4x (연간 검사 횟수)		1

의약품자동주입기 점검절차

추정시간: 45분

기기정보	
관리번호:	병원:
제조사:	모델:
고유번호:	위치:
점검정보	
검사기술자:	날짜:
검사유형: 도입 _______ 수리 후 _______	

사용 검사 기기: ISA 601 전기안전분석기(Electrical Safety Analyzer) (또는 이와 동등한 수준의 기기)
IDA 4 Plus 주입기분석기(infusion device analyzer) (또는 이와 동등한 수준의 기기)
튜빙세트에 연결하는 저장통(봉지(bag)나 병)
IDA 4 Plus에 연결하기 위한 튜빙과 커넥터
의약품주입기 튜빙세트
20 cc 혹은 그보다 큰 주사기
3방향 마개(3 way stopcock)

점검 결과				
합격	실패	해당없음		
물리적 상태				
			기기가 깨끗하고 오염되지 않았다.	
			케이스, 디스플레이, 마운트, 카트, 또는 기타 부속물에 물리적 손상이 없다.	
			스위치와 조절기는 사용이 용이하며 정확히 조정되어 있다.	
			디스플레이의 강도는 주간 사용에도 적절하다.	
			관리번호, 라벨, 경고문구가 부착되어 있으며 쉽게 읽을 수 있다.	
			주입구와 호스	
			전원선, 액세서리 케이블, 충전기	
			필터와 통풍구의 청결성	
전기안전				
			접지선저항	< 0.3Ω
			섀시누설전류	< 100 μA 정상상태 < 500 μA 단일고장상태
			환자누설전류	< 100 μA B 와 BF < 10 μA CF
			환자선누설전류–절연검사(환자장착부에 전원인가 시)	< 100 μA BF < 10 μA CF
			500V 공급 시 절연(저항)검사 (옵션)	< 2 MΩ
예방점검				
			흐름 검출기의 청소	
			매 24개월마다 배터리 교체	
			모델별 특정 예방점검 수행	
동작점검				
			배터리 전원만을 이용한 기기구동 여부	
			폴클램프 기능	
			유속의 정확도	±10%
			유량의 정확도	±10%
			주입 완료/KVO 기능 정상 동작 여부	
			폐쇄 검출 압력	±1psi
			피기백 주입	
			알람의 기능	
			모델별 특정 성능테스트 수행	

물리적 상태

일반기기 점검항목에서 언급한 것과 같이 기기의 물리적 상태를 점검한다.

전기안전

5장에서 소개한 항목에 따라 전기안전점검을 수행한다. 접지선저항, 새시누설전류를 점검한다.

예방점검

흐름 검출기의 청소: 의약품주입기의 흐름 검출기를 확인하고 센서부의 각종 이물질을 청소한다.

배터리 교체: 배터리는 24개월마다 교체하여야 한다. 필요한 경우에는 더 자주 교체할 수 있다.

모델별 특정 예방점검 수행: 모델별 특정 예방점검은 서비스매뉴얼을 참고하여 제조사에서 권고하는 절차에 따라 실시한다.

동작점검

배터리 전원만을 이용한 기기구동 여부: 기기의 전원선이 콘센트에 꽂혀 있을 때 ac 전원표시등이 점등하는지 점검한다. 이후 전원선을 콘센트에서 빼고 배터리만으로 기기를 구동하여 나머지 기능점검을 수행한다. 이때 ac 전원표시등은 소등되고 배터리 표시등이 점등되어야 한다. 점검을 마무리하는 시점에는 전원선을 다시 콘센트에 연결해야 한다.

폴클램프(pole clamp)의 기능: 폴클램프의 물리적 상태를 확인한다. 폴클램프는 의약품주입기에 단단히 고정되어야 하고 움직임이 원활해야 한다. 그리고 의약품주입기를 IV 폴대(IV pole)에 단단히 고정할 수 있어야 한다.

유속의 정확도: 주입 저장통에 1% 계면활성제함유 용액이 포함된 탈이온수(de-ionized water)를 채운다. 탈이온수에 사용할 Cole-Parmer Micro-90과 같은 1% 세제가 함유된 저장 용액을 대량으로 준비한다. 이 용액은 밀폐용기에 보관하면 6개월 이상 저장할 수 있다. 이 용액은 사용 시 탈이온수와 10:1의 비율로 희석해야 하는데 만일 거품이 많이 일어나면 20:1의 비율로 희석하는 것이 좋다. 수돗물이나 환자에게 사용하는 용액은 IDA 4 Plus의 변환기에 손상을 끼칠 수 있기 때문에 사용해서는 안 된다.

주입펌프 튜빙을 저장통에 연결하고 튜빙 안에 공기가 남아 있지 않도록 하기 위해 마중물을 주입한 후 튜빙을 씽크대나 배수통쪽으로 배수시키면서 튜빙세트에 연결된 흐름제어장치(flow control mechanism)를 개방한다. 이때 중력으로 유체가 튜빙 아래로 흐를 수 있도록 저장통을 튜빙보다 높게 한다. 완전히 공기방울이 보이지 않을 때까지 유체를 계속해서 흘려보낸 후 튜빙세트를 주입펌프에 삽입한다. IDA 4 Plus의 채널 1 포트에 3방향 마개(three-way stopcock)를 연결한다. 환자 연결 튜빙을 마개 중 하나에 연결하고 다른 한 마개에 세제용액을 채운 주사기를 연결한다. 튜빙 하나를 채널 1의 배수포트에 연결한 후 용기 안으로 튜빙을 삽입하여 사용한 용액을 받아낸다(사진 10-2).

IDA 4 Plus의 주메뉴에서 화살표 키를 사용해 채널 1에서 'SETUP' 을 선택하여 'ENT' 를 누른다. 다시 화살표 키를 사용하여 'FLOW' 를 선택하고 'ENT' 를 누른 후 'PRIME' 을 선택한다. 주사기 포트와 IDA 4 Plus만을 개방한 채 튜빙에 연결된 나머지 마개 포트를 닫는다. 스크린 상에 'START' 가 나타날 때까지 주사기에 있는 용액을 IDA 4 Plus 안으로 주입하고 'AutoSTART' 를 선택한다. 만약 흐름을 인지하면 IDA 4 Plus는 유량 검사를 실행하게 될 것이다. 환자 연결 튜빙 포트와 IDA 4 Plus만을 개방한 채 주사기 연결 포트를 닫는다.

주입펌프의 유속을 60 mL/hr, 주입량을 10 mL로 설정한다. 설정한 주입이 완료되어 알람이 울리면 IDA 4 Plus에서 'END' 를 선택하여 검사를 끝낸다. 이 정도의 유속과 주입량에서는 대략 10분 정도면 주입이 완료된다. 측정한 유속은 설정치의 10% 이내여야 한다. 예를 들어 유속을 60 mL/hr로 설정했다면 실제 측정치는 54~66 mL/hr 사이가 되어야 한다. 이후 유속을 120 mL/hr, 주입량을 10 mL로 설정하여 유속 검사를 반복한다. IDA 4 Plus는 4채널 분석기로써 동시에 4개의 펌프를 검사할 수 있다.

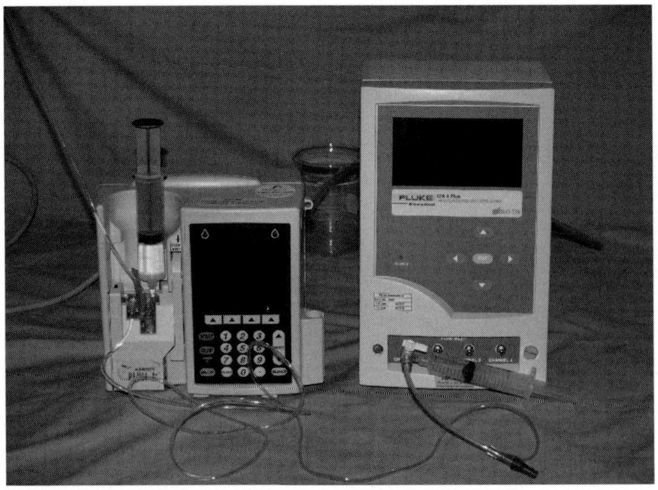

사진 6-12. IDA 4 Plus에 의약품자동주입기를 연결한 모습

유량의 정확도: 주입펌프와 IDA 4 Plus를 유속정확도 측정 시와 동일하게 설정한다. IDA 4 Plus에서는 유속과 유량이 동시에 측정된다. 주입량(delivered volume)은 설정치의 10% 이내여야 한다. 예를 들면 유량을 10 mL로 설정했다면 실제 유량은 9~11 mL 사이여야 한다.

주입 완료/KVO 기능 정상 동작 여부: 의약품자동주입기는 주입이 완료되는 시점에 'infusion complete' 나 'KVO' 알람이 울린다. 'KVO' 알람은 매우 낮은 유속으로 의약품을 주입하면서 다른 의약품 주입을 위해 정맥개방 상태(keep the vein open)를 유지할 때 울린다. KVO는 IDA 4 Plus 상의 'FLOW' 기능을 사용하여 측정한다. 의약품주입기에서 300 mL/hr와 2 mL의 높은 유속과 낮은 유량을 설정하고 주입기를 작동시키고 주입이 완료된 후 주입기를 끄지말고 알람이 울리지 않게 유지하면서 계속 작동시킨다. IDA 4 Plus 상의 'FLOW' 화면으로 들어가 KVO를 측정한다. 낮은 유속을 측정하기 때문에 시간이 걸릴 수 있다. 측정한 KVO값은 설정값의 10% 이내여야 한다. 예를 들어 KVO가 1 mL/hr라면, 측정된 KVO는 0.9~1.1 mL/hr 사이여야 한다.

폐쇄 검출 압력: IDA 4 Plus 상의 채널 설정 메뉴에서 'OCCLUSION' 을 선택한다. 필요한 경우에는 주사기를 이용하여 IDA 4 Plus에 마중물을 주입한다. 의약품주입기 상의 유속을 100 mL/hr 로 설정하고 용량을 10 mL 이상으로 설정하여 검사가 완료되기 전에 모두 주입되지 않도록 한다. 주입기를 작동한 후 IDA 4 Plus 상의 'START' 를 선택한다. 주입기에서 폐쇄알람(occlusion alarm)이 울리면 IDA 4 Plus 상의 'END' 를 선택한다. 알람이 울릴 때의 압력을 확인한다. 펌프의 폐쇄압력과 측정압력을 비교한다. 폐쇄압력은 모델에 따라 다르므로 서비스매뉴얼을 참고한다. 측정압력은 주입기 폐쇄압력의 1 psi 이내여야 한다. 즉, 주입기 폐쇄압력이 20 psi라면, 측정압력은 19~21 psi 사이여야 한다.

피기백 주입: IDA 4 Plus 상의 채널 설정 메뉴에서 'DUAL FLOW' 를 선택한다. 필요할 경우 주사기로 IDA 4 Plus에 마중물을 주입한다. 방향키를 사용하여 검사할 유속, 유량을 선택한다. 2차 유속과 유량을 60 mL/hr와 10 mL로 설정하고 기본 유속과 유량을 120 mL/hr와 10 mL로 설정한다. 처음의 흐름이 감지되면 'AutoSTART' 를 눌러 흐름 측정을 시작한다.

의약품주입기 상에 기본 유속을 120 mL/hr, 기본 유량을 10 mL로 설정한다. 피기백 유속(piggyback flow rate)을 60 mL/hr, 피기백 유량(piggyback volume)을 10 mL 으로 설정한다.

IDA 4 Plus 상에서는 피기백 주입에 대한 유속과 유량이 'FLOW 1' 으로 표시된다. 피기백 주입이 완료되면 보통 신호음이 나면서 의약품주입기는 자동으로 기본 주입(primary infusion)으로 바뀌고 IDA 4 Plus 상에 'FLOW 2' 로 표시된다. 주입된 유속과 유량은 각각 설정값의 10% 이내가 되어야 한다.

알람기능: 모든 알람이 제대로 기능하며 음량이 적절한지를 확인한다. 또한 알람 여부를 육

안으로 확인할 수 있는 시각 표시기가 제대로 기능하는지 확인한다.

펌프의 유속을 100 mL/hr, 유량을 100 mL로 설정한다. 펌프를 작동시키고 저장통과 펌프 사이의 튜빙을 폐쇄한다. 튜빙의 폐쇄는 튜빙에 부착한 클램프를 닫거나 집게와 같은 기구(hemostats or pliers)를 이용해 시행한다. 상위폐쇄가 일어나면 알람이 울린다.

알람을 없애고 펌프를 재작동한다. 이번에는 주입기 지난 이후의 튜빙을 폐쇄하고 하위폐쇄(downstream occlusion) 알람이 울리는지 확인한다. 확인 후 알람을 없앤다.

만약 주입기에 튜빙 안의 공기를 검출할 수 있는 검출기가 장착되어 있다면, 튜빙안의 공기가 빠져나올 때까지 저장통의 상하를 뒤집어 알람기능 확인을 수행할 수 있다. 알람을 없애고 펌프에서 튜빙을 뺀 후 튜빙 안에 공기를 제거하기 위해 마중물을 주입한다. 다시 튜빙세트를 펌프에 연결하고 펌프를 작동시킨다.

저장통을 뒤집어 튜빙 내로 유체가 들어가지 못하게 하거나 저장통에 연결된 튜빙을 제거하는 방법으로 저장통이 빈 상황을 연출하여 펌프에서 감지하는 유체가 없는 알람이 울리는지 확인한다.

모델별 특정 성능테스트 완료: 기기별로 제공되는 서비스매뉴얼을 참조하여 제조사에서 권고하는 절차에 따라 성능테스트를 수행한다.

기기의 이용 재개: 기기의 이용 재개에 앞서 모든 알람을 일반사용에 맞게 재설정하고 적절한 음량을 확인한다. 배터리 충전을 위해 전원선을 콘센트에 연결한다.

비침습자동혈압계(Non-invasive blood pressure monitor, NIBP)

비침습자동혈압계(NIBP)는 외부 센서를 이용하여 혈압을 측정한 후 이를 표시해주는 기기로써 커프(cuff), 호스(hose), 압력센서(pressure sensors), 프로세서(processor), 디스플레이(display)로 구성되어 있다. 전형적으로 비침습자동혈압계는 오실로메트릭 방식(oscillometric method)을 사용하여 혈압을 측정한다. 측정방법은 환자 팔에 커프를 감은 후 혈액 흐름이 멈출 때까지 이를 부풀렸다가 이후 커프에서 공기가 빠지면서 변환기(transducers)를 통해 혈압의 변동(fluctuations)을 측정하게 되는데 이때 변환기에서 얻은 정보를 처리하여 수축기(systolic)압, 확장기(diastolic)압, 평균압(mean pressure)으로 표기하게 된다. 보통 혈압의 단위는 mmHg 단위를 사용하며 대부분의 혈압계에서는 심박수도 함께 나타낸다.

권장기능 점검주기: 12개월마다

위험평가 샘플

기준: 각 범주에서 평가항목 하나를 선택한다.	기준점수	취득점수
임상적 기능		
환자와 접촉하지 않음	1	
기기가 환자와 접촉할 가능성이 있으나, 기능은 중요하지 않음	2	
기기가 환자 진단이나 직접적인 감시에 사용됨	3	3
기기가 환자의 치료에 사용됨	4	
기기가 생명유지를 위해 사용됨	5	
물리적 위험		
기기 고장으로 인한 특별한 위험이 없음	1	
기기 고장으로 인해 낮은 정도의 위험이 나타날 수 있음	2	
기기 고장으로 인해 부적절한 치료, 오진, 감시기능손상 등이 나타날 수 있음	3	3
기기 고장으로 인해 환자나 사용자가 심각한 손상을 당하거나 사망에 이를 수 있음	4	
문제회피 가능성		
유지보수나 검사가 기기의 신뢰성에 영향을 주지 않음	1	
일반적인 기기 고장 양상은 예측할 수 없거나 예측이 어려움	2	2
일반적 기기 고장 양상은 예측하기 어렵지만, 기기이력을 통해 기술제공자가 점검하는 동안 기기의 문제를 발견할 수 있음	3	
일반적 기기 고장을 예측할 수 있고 예방점검을 통해 고장을 예방할 수 있음	4	
예방점검이나 검사에 대한 특별한 관련 규정이나 제조사의 권고사항이 있음	5	
사고이력		
중요한 사고이력이 없음	1	1
중요한 사고이력이 있음	2	
구체적인 점검 일정에 대한 제조사 /규제요구 사항		
권고나 규제가 없음	1	1
검사에 필요한 독립적인 수치평가적 시스템을 요구함	2	
총점:		10
검사 지정: 0.0x 0.5x 1x 2x 3x 4x (연간 검사 횟수)		1

비침습자동혈압계 점검절차

추정시간: 25분

기기정보	
관리번호:	병원:
제조사:	모델:
고유번호:	위치:
점검정보	
검사기술자:	날짜:
검사유형: 도입 _______ 수리 후 _______	

사용 검사 기기: ISA 601 전기안전분석기(Electrical Safety Analyzer) (또는 이와 동등한 수준의 기기)
스톱워치나 초침이 있는 시계
DPM 4에 연결하는 튜빙이나 커넥터
BP Pump2 NIBP 분석기(analyzer) (또는 이와 동등한 수준의 기기)
커프를 감기 위한 PVC 파이프

점검 결과				
합격	실패	해당없음		
물리적 상태				
			기기가 깨끗하고 오염되지 않았다.	
			케이스, 디스플레이, 마운트, 카트, 또는 기타 부속물에 물리적 손상이 없다.	
			스위치와 조절기는 사용이 용이하며 정확히 조정되어 있다.	
			디스플레이의 강도는 주간 사용에도 적절하다.	
			관리번호, 라벨, 경고문구가 부착되어 있으며 쉽게 읽을 수 있다.	
			주입구와 호스	
			전원선, 액세서리 케이블, 충전기	
			필터와 통풍구의 청결성	
전기안전				
			접지선저항	< 0.3Ω
			섀시누설전류	< 100 μA 정상상태 < 500 μA 단일고장상태
			환자누설전류	< 100 μA B 와 BF < 10 μA CF
			환자선누설전류-절연검사(환자장착부에 전원인가 시)	< 100 μA BF < 10 μA CF
			500V 공급 시 절연(저항)검사 (옵션)	< 2 MΩ
예방점검				
			튜빙, 커프, 호스의 상태 확인	
			기록계 용지 설치 부분, 롤러, 용지 가이드 청결성	
			모터와 용지 공급 기계장치의 윤활	
			시간과 날짜 확인 및 수정	
			24개월마다 배터리 교체	
			모델별 특정 예방점검 수행	
동작점검				
			배터리 전원만을 이용한 기기구동 여부	
			누출 검사	≤ 15 mmHg/min
			정압의 정확도	±3 mmHg
			압력 완화 검사	≤ 330 mmHg
			동압의 정확도	±10 mmHg
			심박수의 정확도	±5%
			자동 휴지 시간	±10%
			멈춤/취소/공기 빠짐	≤ 10 sec
			기록계 동작	
			알람의 기능	
			모델별 특정 성능테스트 수행	

물리적 상태

일반기기 점검항목에서 언급한 것과 같이 기기의 물리적 상태를 점검한다.

전기안전

5장에서 소개한 항목에 따라 전기안전점검을 수행한다. 접지선저항, 새시누설전류를 점검한다.

예방점검

튜빙, 커프, 호스의 상태 확인: 호스와 커프에 구멍, 갈라짐, 말라 비틀어짐 등의 마모 흔적을 확인한다. 또한 모든 연결상태를 확인한다.

기록계 용지 설치 부분, 롤러, 용지 가이드 청결성: 롤러와 용지 가이드를 검사하고 이 물질이 있으면 제거한다. 롤러 안에 찢어진 종이가 끼어 있는지 확인한다.

모터와 용지 공급 장치의 윤활: 서비스매뉴얼을 참조하여 제조사에서 권고하는 절차에 따라 모터와 용지 공급 기계장치를 윤활한다. 모터에 따라 윤활이 필요 없는 경우도 있다.

시간과 날짜 확인 및 수정: 비침습자동혈압계에 표시되는 시간과 날짜가 정확한지 확인한다. 만약 시간과 날짜가 모니터에 표시되지 않으면, 기록계에서 출력지를 인쇄하여 확인한다. 출력지에는 시간과 날짜가 반드시 표기되어야 한다. 필요한 경우 시간과 날짜를 수정한다.

배터리 교체: 배터리는 24개월마다 교체하여야 한다. 필요한 경우에는 더 자주 교체할 수 있다.

모델별 특정 예방점검 수행: 모델별 특정 예방점검은 서비스매뉴얼을 참고하여 제조사에서 권고하는 절차에 따라 실시한다.

동작점검

배터리 전원만을 이용한 기기구동 여부: 기기의 전원선이 콘센트에 꽂혀 있을 때 ac 전원 표시등이 점등하는지 점검한다. 이후 전원선을 콘센트에서 빼고 배터리만으로 기기를 구동하여 나머지 기능점검을 수행한다. 이때 ac 전원표시등은 소등되고 배터리 표시등이 점등되어야 한다. 검사를 마무리하는 시점에는 전원선을 다시 콘센트에 연결해야 한다.

누출 검사: 커프와 호스를 비침습자동혈압계(NIBP)에 연결한 후 커프를 PVC 파이프나 견고한 원통형 물체에 감는다. 일정 길이의 튜빙을 BP Pump 2 상의 압력 포트에 연결하는데 이때 튜빙에 T자형 연결 커넥터(tee)를 끼워 한쪽에는 커프, 다른 한쪽은 호스를 연결하도록 한다(사진 6-13).

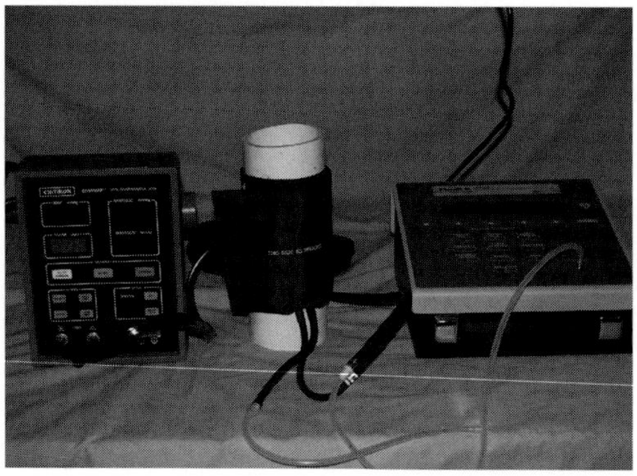

사진 6-13. BP Pump 2로 비침습자동혈압계를 점검하는 모습

비침습자동혈압계를 서비스모드에 놓고 누출 검사를 시행한다. BP Pump 2 상에서 'LEAK TEST' 를 선택하고 'SETUP' 을 눌러 검사압력 기준점을 설정한다. 숫자키를 눌러 250 mmHg의 검사압력을 설정하고 'ENT' 를 누른다. 이제 분석기 상의 'START' 를 눌러 검사를 시작한다. 검사에는 최소한 30초 정도가 소요되며 검사가 끝나면 'STOP' 키를 눌러 검사를 종료한다. 이때 누출비율(leak rate)은 15 mmHg/min보다 작아야 한다.

정압의 정확성: 비침습자동혈압계를 서비스모드에 두고 BP Pump 2에서 'Static Pressure' 를 선택한다. 'SOURCE' 키를 누르고 검사압력을 200 mmHg로 선택한다. 'START' 버튼을 눌러 검사를 시작한다. 분석기에 나타나는 측정압력과 혈압계에 나타나는 압력을 비교한다. 측정압력은 표시된 압력의 3 mmHg 이내여야 한다. 예를 들어 혈압계에 200 mmHg가 표시된다면 측정압력은 197~203 mmHg 사이여야 한다.

압력 완화 검사: 비침습자동혈압계를 서비스모드에 두고 BP Pump 2의 'PRESSURE RELIEF' 를 선택하여 검사압력을 380 mmHg로 설정한다. 'START' 를 눌러 검사를 시작한다. 비침습자동혈압계의 고압완화밸브(high-pressure relief valve)가 작동하면 커프에서 압력이 빠져나간다. 이때의 압력값을 확인한다. 초과압력(over pressure) 제한치는 330 mmHg 이하여야 한다. 보다 정확한 수치는 서비스매뉴얼을 참고한다.

동압의 정확성: 비침습자동혈압계를 일반동작모드로 두고 BP Pump 2상의 'STANDARD BP' 를 선택한다. BP Pump 2상의 'OPTIONS' 키를 눌러 120/80의 시뮬레이션 설정 혈압을 선택한다.

이후 혈압측정을 시작한다. 나타나는 압력은 설정 압의 10 mmHg 이내여야 한다. 즉, 설정 혈압이 120/80이라면 수축기압은 110~130 mmHg, 확장기압은 70~90 mmHg 사이여야 한다. 이를 반복하여 200/150, 80/50의 혈압에 대해 측정한다.

심박수의 정확성: 비침습자동혈압계를 일반동작모드에 두고 BP Pump 2상에 'STANDARD BP' 를 선택한다. 시뮬레이션 혈압을 120/80으로 설정할 경우 시뮬레이션 심박수는 80 bpm이 된다. 혈압측정을 시작한다. 이때 나타나는 심박수는 설정 심박수의 5% 이내여야 한다. 즉, 시뮬레이션 심박수가 80 bpm이면 나타나는 심박수는 76~84 bpm 사이여야 한다.

자동 휴지 시간: BP Pump 2상에서 120/80의 표준 압력을 선택한다. 비침습자동혈압계를 5분 휴지 간격의 자동모드에 둔다. 스톱워치나 초침이 있는 시계를 사용하여 혈압측정 간격을 구한다. 이때 구한 값은 설정한 휴지 시간의 10% 이내가 되어야 한다. 예를 들어 자동 휴지 시간이 5분이라면 측정시간은 4분 30초~5분 30초 사이여야 한다.

멈춤/취소/공기 빠짐: 비침습자동혈압계를 작동하여 커프가 부풀도록 한 후 측정을 멈춘다. 이때 커프 안의 공기는 10초 이내에 빠져야 한다.

기록계 동작: 몇 번 혈압을 측정한 후 기록계에서 결과를 출력한다. 출력물이 깨끗하고 알아볼 수 있는지 확인한다. 만약 출력물에 날짜나 시간이 잘못 설정되어 있으면 이를 정확히 설정한다.

알람기능: 모든 알람이 제대로 기능하며 음량이 적절한지를 확인한다. 또한 알람 여부를 육안으로 확인할 수 있는 시각 표시기가 제대로 기능하는지 확인한다.

BP Pump 2상의 'STANDARD BP' 를 선택한 후 'OPTIONS' 버튼을 눌러 시뮬레이션 혈압을 200/155 mmHg로 설정한다. 비침습자동혈압계의 최고 알람 제한치를 시뮬레이션 혈압보다 낮게 설정한다. 최고 수축기 알람을 195 mmHg로, 최고 확장기 알람을 150 mmHg로, 최고 평균압 알람을 160 mmHg로, 최고 심박수 알람을 75 bpm으로 설정한다. 비침습자동혈압계를 작동하여 최고치 알람이 기능하는지 확인한다.

만약 최고 심박수 알람값 설정에 문제가 있으면, 최저 값에 맞춰 설정한다. BP Pump 2상의 'PATIENT CONDITIONS' 를 선택한다. 'OPTIONS' 키를 사용하여 높은 심박수를 선택한다. 'MILD EXERCISE' 시뮬레이션은 120 bpm의 심박수를 출력한다.

비침습자동혈압계의 알람을 없애고 원래의 알람 제한치로 재설정한다. 다시 BP Pump 2상의 'STANDARD BP' 를 선택하여 시뮬레이션 혈압을 60/30으로 설정한다.

비침습자동혈압계상의 최저 알람 제한치를 시뮬레이션 압력보다 높게 설정하다. 최저 수축기 알람을 65 mmHg로 설정하고, 최저 확장기 알람을 35 mmHg, 최저 평균압 알람을 45 mmHg, 최저 심박수 알람을 85 bpm으로 설정한다. 비침습자동혈압계를 작동시켜 알람이 작동하는지 확인한다.

모델별 특정 성능테스트 수행: 기기별로 제공되는 서비스매뉴얼을 참조하여 제조사에서 권고하는 절차에 따라 성능검사를 수행한다.

기기의 이용 재개: 기기의 이용 재개에 앞서 모든 알람을 원래의 설정에 맞게 재설정하고

적절한 음량을 확인한다. 배터리 충전을 위해 전원선을 콘센트에 연결한다.

환자감시장치(Patient monitor)

환자감시장치는 환자의 임상상태를 반영하는 생리적 매개변수(parameters)를 측정하고 나타내는 기기로써 활력증후모니터(vital sign monitors)라고도 한다. 환자감시장치는 전극, 카테터, 변환기와 같은 생리적 센서(physiological sensors)로부터 정보를 획득하고 처리하는 회로 소자를 장착하고 있다. 환자감시장치는 일반적으로 측정 가능한 생리 신호를 선택할 수 있으며 단일 모델에서 다양한 설정이 가능하다. 대부분의 환자감시장치는 심전도 파형(ECG waveforms), 산소포화도(SpO$_2$), 혈압(blood pressure)의 정보를 기본적으로 제공하며 측정값의 정확성을 높이기 위해서는 개별 기기에 대한 정확성 확인 검사가 필요하다.

권장기능 점검주기: 12개월마다

위험평가 샘플

기준: 각 범주에서 평가항목 하나를 선택한다.	기준점수	취득점수
임상적 기능		
환자와 접촉하지 않음	1	
기기가 환자와 접촉할 가능성이 있으나, 기능은 중요하지 않음	2	
기기가 환자 진단이나 직접적인 감시에 사용됨	3	3
기기가 환자의 치료에 사용됨	4	
기기가 생명유지를 위해 사용됨	5	
물리적 위험		
기기 고장으로 인한 특별한 위험이 없음	1	
기기 고장으로 인해 낮은 정도의 위험이 나타날 수 있음	2	
기기 고장으로 인해 부적절한 치료, 오진, 감시기능손상 등이 나타날 수 있음	3	3
기기 고장으로 인해 환자나 사용자가 심각한 손상을 당하거나 사망에 이를 수 있음	4	
문제회피 가능성		
유지보수나 검사가 기기의 신뢰성에 영향을 주지 않음	1	
일반적인 기기 고장 양상은 예측할 수 없거나 예측이 어려움	2	2
일반적 기기 고장 양상은 예측하기 어렵지만, 기기이력을 통해 기술제공자가 점검하는 동안 기기의 문제를 발견할 수 있음	3	
일반적 기기 고장을 예측할 수 있고 예방점검을 통해 고장을 예방할 수 있음	4	
예방점검이나 검사에 대한 특별한 관련 규정이나 제조사의 권고사항이 있음	5	
사고이력		
중요한 사고이력이 없음	1	1
중요한 사고이력이 있음	2	
구체적인 점검 일정에 대한 제조사 /규제요구 사항		
권고나 규제가 없음	1	1
검사에 필요한 독립적인 수치평가적 시스템을 요구함	2	
총점:		10
검사 지정: 0.0x 0.5x 1x 2x 3x 4x (연간 검사 횟수)		1

환자감시장치 점검절차

추정시간: 50분

기기정보	
관리번호:	병원:
제조사:	모델:
고유번호:	위치:
점검정보	
검사기술자:	날짜:
검사유형: 도입 _______ 수리 후 _______	

사용 검사 기기: ISA 601 전기안전분석기(Electrical Safety Analyzer) (또는 이와 동등한 수준의 기기)
MPS 450 다변수시뮬레이터 (또는 이와 동등한 수준의 기기)
BP Pump 2 비침습자동혈압계 분석기(NIBP Analyzer) (또는 이와 동등한 수준의 기기)
Index 2 산소포화도 분석기(SpO_2 Analyzer) (또는 이와 동등한 수준의 기기)
스톱워치나 초침이 있는 시계
MPS 450에 연결하는 케이블
BP Pump 2에 연결하기 위한 튜빙과 커넥터
커프를 감기 위한 PVC 파이프
BP Pump2 NIBP 분석기(analyzer) (또는 이와 동등한 수준의 기기)
이산화탄소 가스

점검 결과				
합격	실패	해당없음		
물리적 상태				
			기기가 깨끗하고 오염되지 않았다.	
			케이스, 디스플레이, 마운트, 카트, 또는 기타 부속물에 물리적 손상이 없다.	
			스위치와 조절기는 사용이 용이하며 정확히 조정되어 있다.	
			디스플레이의 강도는 주간 사용에도 적절하다.	
			관리번호, 라벨, 경고문구가 부착되어 있으며 쉽게 읽을 수 있다.	
			주입구와 호스	
			전원선, 액세서리 케이블, 충전기	
			필터와 통풍구의 청결성	
전기안전				
			접지선저항	〈 0.3Ω
			섀시누설전류	〈 100 μA 정상상태 〈 500 μA 단일고장상태
			환자누설전류	〈 100 μA B 와 BF 〈 10 μA CF
			환자선누설전류-절연검사(환자장착부에 전원인가 시)	〈 100 μA BF 〈 10 μA CF
			500V 공급 시 절연(저항)검사 (옵션)	〈 2 MΩ
예방점검				
			튜빙, 커프, 호스의 상태 확인	
			기록계 용지 설치 부분, 롤러, 용지 가이드 청결성	
			모터와 용지 공급 기계장치의 윤활	
			시간과 날짜 확인 및 수정	
			24개월마다 배터리 교체	
			모델별 특정 예방점검 수행	
동작점검				

			배터리 전원만을 이용한 기기구동 여부	
			심박수 정확도	±5%
			진폭의 정확도	±5%
			기록계 속도	±4%
			호흡수 정확도	±5%
			누출 검사	≤ 15 mmHg/min
			정압의 정확도	±3 mmHg
			압력 완화 검사	≤ 330 mmHg
			동압의 정확도	±10 mmHg
			자동 휴지 시간	±10%
			멈춤/취소/공기 빠짐	≤ 10 sec
			산소포화도 정확도	±3%
			침습압 정확도	±5%
			온도의 정확도	±0.3 ℃
			이산화탄소 농도의 정확도	±0.4 vol%
			알람의 기능	
			모델별 특정 성능테스트 수행	

물리적 상태

일반기기 점검항목에서 언급한 것과 같이 기기의 물리적 상태를 점검한다.

전기안전

5장에서 소개한 항목에 따라 전기안전점검을 수행한다. 접지선저항, 새시누설전류를 점검한다.

예방점검

튜빙, 커프, 호스의 상태 확인: 호스와 커프에 구멍, 갈라짐, 말라 비틀어짐 등의 마모 흔적을 확인한다. 또한 모든 연결상태를 확인한다.

기록계 용지 설치 부분, 롤러, 용지 가이드 청결성: 롤러와 용지 가이드를 검사하고 이물질이 있으면 제거한다. 롤러 안에 찢어진 종이가 끼어 있는지 확인한다.

모터와 용지 공급 장치의 윤활: 서비스매뉴얼을 참조하여 제조사에서 권고하는 절차에 따라 모터와 용지 공급 기계장치를 윤활한다. 모터에 따라 윤활이 필요 없는 경우도 있다.

시간과 날짜 확인 및 수정: 환자감시장치에 표시되는 시간과 날짜가 정확한지 확인한다. 만약 시간과 날짜가 모니터에 표시되지 않으면, 기록계에서 출력지를 인쇄한다. 출력지에는 시간과 날짜가 반드시 표기되어야 하며 필요한 경우 시간과 날짜를 수정한다.

배터리 교체: 배터리는 24개월마다 교체하여야 한다. 필요한 경우에는 더 자주 교체할 수 있다.

모델별 특정 예방점검 수행: 기기별로 제공되는 서비스매뉴얼을 참조하여 제조사에서 권고하는 절차에 따라 예방점검을 수행한다.

동작점검

배터리 전원만을 이용한 기기구동 여부: 기기의 전원선이 콘센트에 꽂혀 있을 때 ac 전원표시등이 점등하는지 점검한다. 이후 전원선을 콘센트에서 빼고 배터리만으로 기기를 구동하여 나머지 기능점검을 수행한다. 이때 ac 전원표시등은 소등되고 배터리 표시등이 점등되어야 한다. 점검을 마무리하는 시점에는 전원선을 다시 콘센트에 연결해야 한다.

심박수 정확도: 환자리드선을 MPS 450의 리드선 커넥터에 연결한다. MPS 450 상의 '1'('NSR')버튼을 누르고 'UP', 'DOWN' 키를 사용하여 심박수를 60 bpm으로 설정한다. 측정한 심박수는 설정한 심박수의 5% 이내가 되어야 한다. 즉, 심박수를 60 bpm으로 설정한 경우 측정값은 57~63 bpm 사이가 되어야 한다. 다시 MPS 450 상의 심박수를 120 bpm으로 설정한다. 이때 측정값은 114~126 bpm 사이가 되어야 한다.

진폭(amplitude)의 정확도: 환자리드선이 연결된 MPS50에서 '1'(NSR)을 눌러 정상동성리듬(normal sinus rhythm)을 입력한 후 'SEL' 키를 눌러 AMPL을 선택한다. 진폭 변동 키를 이용하여 진폭을 1.0 mV로 맞추고 심전계상의 민감도를 20 mm/mV로 설정한다. 심전계의 기록계를 작동하여 QRS 첨두치(peak)를 측정한다. 이때 측정한 진폭은 설정값의 5% 이내여야 한다. 예를 들어 민감도를 20 mm/mV, 진폭을 1 mV로 설정하였으면 첨두치(peak)는 19~21 mm 사이여야 한다.

심박수 알람: 환자감시장치의 최고 심박수 알람(high heart rate alarm)을 120 bpm, 최저 심박수 알람(low heart rate)을 40 bpm으로 설정한다. MPS 450 상의 심박수를 140 bpm으로 조정한다. 환자감시장치에서 최고 심박수 알람이 울리는지 확인하고 MPS 450 상의 심박수를 60 bpm으로 되돌려 알람을 없앤다. 다시 MPS 450 상의 심박수를 30 bpm으로 맞추고 환자감시장치에서 최저 심박수 알람이 울리는지 확인한 후 MPS 450 상의 심박수를 60 bpm으로 되돌려 알람을 없앤다. 모든 알람 제한치를 원래의 설정으로 전환한다.

기록계 속도: MPS 450 상의 심박수를 60 bpm으로 설정한다. 심전도를 기록하여 QRS파의 첨두치 사이의 거리를 측정한다. 기록계의 속도가 25 mm/sec인 경우에는 QRS 첨두치 거리는 24~26 mm가 되어야 한다.

호흡수 정확성: MPS 450 상의 호흡수(respiration rate)를 20 breaths/min으로 설정한다. '2'('RESP')를 누른 후 호흡수를 변화시킨다. 측정한 호흡수는 설정치의 5% 이내여야 한다. 예를 들어 시뮬레이션 호흡수가 20 breaths/min이라면 측정한 호흡수는 19~21 breaths/min 사이여야

한다.

호흡 알람: 환자감시장치에서 최고 호흡수 알람을 60 breaths/min, 최저 호흡수 알람을 20 breaths/min으로 설정한다. MPS 450 상의 호흡수를 80 breaths/min으로 조정한 후 최고 알람이 울리는지 확인한다. 이후 MPS 450 상의 호흡수를 30 breaths/min으로 낮춰 알람을 없앤다. MPS 450 상의 호흡수를 15 breaths/min으로 낮추어 최저 알람이 울리는지 확인한 후 MPS 450 상의 호흡수를 20 breaths/min으로 올려 알람을 없앤다.

알람 제한치를 원래 설정으로 전환한다. 'APNE' 버튼을 눌러 환자의 무호흡 상태를 점검한다. 'PREV' 와 'NEXT' 키를 사용하여 무호흡 지속기간을 'CONTINUOS' 로 선택한다. 'RUN' 키를 눌러 무호흡 상태를 시작한다. 알람이 울리면 'STOP' 키를 눌러 무호흡 상태를 정상상태로 전환한다. 대부분의 환자감시장치는 30초 이내에 무호흡 상태 알람이 울린다.

누출 검사: 커프와 호스를 환자감시장치에 연결한 후 커프를 PVC 파이프나 견고한 원통형 물체에 감는다. 일정 길이의 튜빙을 BP Pump 2상의 압력 포트에 연결한다. 이때 튜빙에 T자형 연결 커넥터(tee)를 끼워 한쪽에는 커프, 다른 한쪽은 호스를 연결한다.

환자감시장치를 서비스모드에 놓고 누출 검사를 시행한다. BP Pump 2상에서 'LEAK TEST' 를 선택하고 'SETUP' 을 눌러 검사압력 기준점을 설정한다. 숫자키를 눌러 250 mmHg의 검사압력을 설정하고 'ENT' 를 누른다. 이제 분석기 상의 'START' 를 눌러 검사를 시작한다. 검사에는 최소한 30초 정도가 소요되며 검사가 끝나면 'STOP' 키를 눌러 검사를 종료한다. 이때 누출량(leak rate)은 15 mmHg/min보다 작아야 한다.

정압의 정확성: 환자감시장치를 서비스모드에 두고 BP Pump 2에서 'Static Pressure' 를 선택한다. 'SOURCE' 키를 누르고 검사압력을 200 mmHg로 선택한다. 'START' 버튼을 눌러 검사를 시작한다. 분석기에 나타나는 측정압력과 혈압계에 나타나는 압력을 비교한다. 측정압력은 표시된 압력의 3 mmHg 이내여야 한다. 예를 들어 환자감시장치에 200 mmHg가 표시되었다면 측정압력은 197~203 mmHg 사이여야 한다.

압력 완화 테스트: 환자감시장치를 서비스모드(service mode)에 두고 BP Pump 2의 'PRESSURE RELIEF' 를 선택하여 검사압력을 380 mmHg로 설정한다. 'START' 를 눌러 검사를 시작한다. 환자감시장치의 고압완화밸브(high-pressure relief valve)가 작동하여 커프에서 압력이 빠져나가게 되면 이 테스트가 끝나게 되는데 이때의 압력값을 확인한다. 초과압력(over pressure) 제한치는 330 mmHg 이하여야 한다. 보다 정확한 수치는 서비스매뉴얼을 참고한다.

동압의 정확성: 환자감시장치를 일반동작모드로 두고 BP Pump 2 상의 'STANDARD BP' 를 선택한다. BP Pump 2상의 'OPTIONS' 키를 눌러 120/80의 시뮬레이션 설정 혈압을 선택하여 혈압측정을 시작한다. 나타나는 압력은 설정 압의 10 mmHg 이내여야 한다. 즉, 설정 혈압

이 120/80이라면 수축기압(systolic pressure)은 110~130 mmHg, 확장기압(diastolic pressure)은 70~90 mmHg 사이여야 한다. 그리고 반복하여 200/150, 80/50의 혈압에 대해 측정한다.

자동 휴지 시간: BP Pump 2상에서 120/80의 표준 압력을 선택한다. 환자감시장치를 5분 휴지 간격의 자동모드에 둔다. 스톱워치나 초침이 있는 시계를 사용하여 혈압측정 간격을 구한다. 이때 구한 값은 설정한 휴지 시간의 10% 이내가 되어야 한다. 예를 들어 자동 휴지 시간이 5분이라면 측정시간은 4분 30초~5분 30초 사이여야 한다.

환자감시장치를 작동하여 커프가 부풀도록 한 후 측정을 멈춘다. 이때 커프 안의 공기는 10초 이내에 빠져야 한다.

비침습자동혈압계의 알람: BP Pump 2상에 'STANDARD BP'를 선택한다. 'OPTIONS' 버튼을 이용하여 시뮬레이션 혈압을 200/155 mmHg로 설정한 후 비침습자동혈압계의 최고 알람 제한치를 시뮬레이션 혈압보다 낮게 설정한다. 최고 수축기 알람을 195 mmHg로, 최고 확장기 알람을 150 mmHg로, 최고 평균압 알람을 160 mmHg로 설정하고 환자감시장치 상의 비침습자동혈압계를 작동시켜 최고치 알람이 작동하는지 확인한다. 알람을 없애고 원래의 알람 제한치로 돌려놓는다.

BP Pump 2 상의 'STANDARD BP'를 선택하고 시뮬레이션 혈압을 60/30 mmHg로 설정한다. 비침습자동혈압계의 최저 알람 제한치를 최저 수축기 알람을 65 mmHg로, 최저 확장기 알람을 35 mmHg로, 최저 평균압 알람을 45 mmHg로 시뮬레이션 압력보다 높게 설정한다. 환자감시장치 상의 비침습자동혈압계를 작동시켜 혈압을 측정하고 최저치 알람이 작동하는지 확인한다.

산소의 정확성: 산소포화도측정기에 손가락 프로브(finger probe)를 연결한다. Index 2 시뮬레이터의 손가락 시뮬레이터에 손가락 센서(finger sensor)를 물린다. Index 2의 주메뉴에서 'MORE' 키를 누르고 'MAKE' 키를 누른다. +, − 키를 사용하여 검사할 산소포화도측정기 제품을 선택한다. 화면에 정확한 제품이 나타나면 'ESC' 키를 눌러 주메뉴로 나온다.

주메뉴에서 'SIM' 키를 눌러 시뮬레이션모드로 전환한다. 'MAN' 키를 눌러 수동 시뮬레이션을 시작한다. +, − 키를 사용하여 산소레벨과 심박수를 조정한다. 심박수를 60 bpm으로 설정하여 MPS 450상의 심박수와 일치시키고 Index 2상의 산소레벨을 96%로 조정한다. 산소포화도를 측정한다. 나타나는 산소포화도값은 Index 2 설정치의 3% 이내여야 한다. 예를 들어 산소포화도 설정값이 96%라면 나타나는 실제값은 93~ 99% 사이여야 한다.

SpO_2 알람: 환자감시장치상의 산소포화도측정기에서 최고 산소 알람을 98%, 최저 산소 알람을 90%으로 설정한다. Index 2의 수동 산소포화도값을 96%, 심박수를 80 bpm으로 설정하고 산소포화도를 측정한다. Index 2 상의 산소포화도를 100%로 조정하고 최고 산소 알람이 동작하는지 확인하고 산소포화도를 96%로 낮추어 알람을 없앤다. 다시 Index 2상의 산소포화도를 88%

으로 조정하고 최저 산소 알람이 울리는지 확인하고 산소포화도를 96%올려 알람을 없앤다.

최고 심박수 알람과 최저 심박수 알람을 각각 120 bpm과 60 bpm으로 설정한다. Index 2상의 심박수를 125 bpm으로 조정하고 최고 심박수 알람을 확인한 후 심박수를 80 bpm으로 돌려 알람을 없앤다. Index 2상의 심박수를 55 bpm으로 조정하고 최저 심박수 알람을 확인한 후 심박수를 80 bpm으로 돌려 알람을 없앤다. 이후 모든 알람설정을 원래의 설정으로 되돌려 놓는다.

침습압의 정확성: MPS 450상의 혈압 변환기 민감도(blood pressure transducer sensitivity)를 제조사 요건에 따라 설정한다. '0'('SETUP') 버튼을 눌러 설정 메뉴로 전환한 후 'BP SENSE' 키를 눌러 5~40 μV/V/mmHg 사이의 민감도를 선택한다.

'3'('BP') 키를 눌러 MPS 450상의 혈압 메뉴로 전환한다. 'BP1'을 누른다. 필요한 경우 채널을 0에 맞추기 위해 'ZERO'를 누른다. MPS 450 측면 BP1 포트에 침습혈압 케이블을 연결한다.

'DYNA' 버튼을 눌러 동압 시뮬레이션을 시작한다. 동맥압을 120/80으로 선택하고 'RUN'을 눌러 시뮬레이션을 시작한다. 환자감시장치기 상에 나타나는 압력은 설정압력의 5% 이내여야 한다. 즉, 시뮬레이션 압력을 120/80으로 설정했다면 수축기압은 114~126 mmHg, 확장기압은 76~84 mmHg 사이여야 한다.

침습압 알람: 환자감시장치상의 최고 압력 알람을 120/80보다 낮게 설정한다. 최고 수축기 알람 제한치(high systolic alarm limit)를 115 mmHg, 최고 확장기 알람 제한치(high diastolic alarm limit)를 75 mmHg로 설정한다. 최고 알람을 확인한 후 알람을 없애고 본래의 설정으로 되돌린다.

환자감시장치상의 최저 압력 알람 제한치를 120/80보다 높게 설정한다. 최저 수축기 알람 제한치를 125 mmHg, 최저 확장기 알람 제한치를 85 mmHg로 설정한다. 최저 알람을 확인한 후 알람을 없애고 알람 제한치를 본래의 설정으로 되돌린다.

온도의 정확성: 온도 케이블을 MPS 450의 측면 CO/TEMP 포트에 연결한다. '7'('TEMP') 키를 눌러 온도 시뮬레이션을 시작한다. 위, 아래 키를 이용하여 온도를 37 ℃로 설정한다. 환자감시장치상에 나타나는 온도는 설정값의 0.3 ℃ 이내가 되어야 한다. 즉, 설정온도가 37 ℃라면 표시되는 온도는 36.7~37.3 ℃ 사이여야 한다.

온도 알람: 환자감시장치상의 최고 온도 알람을 38 ℃로, 최저온도 알람을 34 ℃로 설정한다. MPS 450 상의 온도를 40 ℃로 조정하고 알람이 울리는지 확인한다. MPS 450의 온도를 37 ℃로 되돌려 알람을 없앤다. 다시 MPS 450의 온도를 24 ℃로 조정하여 최저온도 알람이 울리는지 확인한다. MPS 450 상의 온도를 37 ℃로 되돌려 알람을 없앤다.

이산화탄소 농도의 정확성: 가스용기를 환자감시장치에 연결된 환자 가스 채취선과 연결한다. 나타나는 이산화탄소 농도는 샘플가스의 0.4 vol% 이내여야 한다. 예를 들어 5.0% 이산화탄소 샘플가스가 주입되면 나타나는 이산화탄소 농도는 4.6~5.4% 사이여야 한다.

이산화탄소 알람: 환자감시장치상의 최고 이산화탄소 알람 제한치를 테스트 가스의 이산화탄소 농도 아래로 설정한다. 환자 가스 채취 튜빙으로 가스를 주입하고 최고 이산화탄소 농도 알람이 작동하는지 확인한다. 알람 제한치를 원래의 설정으로 되돌려 알람을 없앤다.

알람기능: 모든 알람이 제대로 기능하며 음량이 적절한지를 확인한다. 또한 알람 여부를 육안으로 확인할 수 있는 시각 표시기가 제대로 기능하는지 확인한다.

모델별 특정 성능테스트 완료: 기기별로 제공되는 서비스매뉴얼을 참조하여 제조사에서 권고하는 절차에 따라 성능테스트를 수행한다.

기기의 이용 재개: 기기의 이용 재개에 앞서 모든 설정을 원래 설정에 맞게 조정한다. 모든 알람설정을 일반사용에 맞게 재설정하고 적절한 음량을 확인한다. 배터리 충전을 위해 전원선을 콘센트에 연결한다.

자가진통조절펌프 (Patient controlled analgestic pump, PCA pump)

자가진통조절펌프는 환자가 스스로 진통제를 투여할 수 있도록 고안된 주입펌프로써 환자와 연결된 카테터나 여러 주입 포트와 연결하여 사용하는 특별한 튜빙을 이용한다. 자가진통조절펌프는 전형적으로 지속적 주입, 일정량 주입, 일정량의 지속적 주입의 세 가지 방법으로 프로그래밍이 되어 있다. 일정량 주입의 경우 환자가 원할 때 버튼을 누르면 사전에 그 양을 미리 정해놓은 약물이 빠르게 일시적으로 주입된다. 자가진통조절펌프에는 진통제의 과다 사용을 방지하기 위한 "잠김 간격"이란 시간조절기능이 있다.

권장기능 점검주기: 12개월마다

위험평가 샘플

기준: 각 범주에서 평가항목 하나를 선택한다.	기준점수	취득점수
임상적 기능		
환자와 접촉하지 않음	1	
기기가 환자와 접촉할 가능성이 있으나, 기능은 중요하지 않음	2	
기기가 환자 진단이나 직접적인 감시에 사용됨	3	
기기가 직접적인 환자치료에 사용됨	4	4
기기가 생명유지를 위해 사용됨	5	
물리적 위험		
기기 고장으로 인한 특별한 위험이 없음	1	
기기 고장으로 인해 낮은 정도의 위험이 나타날 수 있음	2	
기기 고장으로 인해 부적절한 치료, 오진, 감시기능손상 등이 나타날 수 있음	3	3
기기 고장으로 인해 환자나 사용자가 심각한 손상을 당하거나 사망에 이를 수 있음	4	
문제회피 가능성		
기기 고장으로 인한 특별한 위험이 없음	1	
기기 고장으로 인해 낮은 정도의 위험이 나타날 수 있음	2	2
기기 고장으로 인해 부적절한 치료, 오진, 감시기능손상 등이 나타날 수 있음	3	
기기 고장으로 인해 환자나 사용자가 심각한 손상을 당하거나 사망에 이를 수 있음	4	
예방점검이나 검사에 대한 특별한 관련 규정이나 제조사의 권고사항이 있음	5	
사고이력		
중요한 사고이력이 없음	1	
중요한 사고이력이 있음	2	2
구체적인 점검 일정에 대한 제조사 /규제요구 사항		
권고나 규제가 없음	1	1
검사에 필요한 독립적인 수치평가적 시스템을 요구함	2	
총점:		12
검사 지정: 0.0x 0.5x 1x 2x 3x 4x (연간 검사 횟수)		1

자가진통조절펌프 점검절차

추정시간: 45분

기기정보	
관리번호:	병원:
제조사:	모델:
고유번호:	위치:
점검정보	
검사기술자:	날짜:
검사유형: 도입 _______ 수리 후 _______	

사용 검사 기기: ISA 601 전기안전분석기(Electrical Safety Analyzer) (또는 이와 동등한 수준의 기기)
IDA 4 Plus 주입기분석기(infusion device analyzer) (또는 이와 동등한 수준의 기기)
PCA 트리거 인터페이스(trigger interface)
자가진통조절펌프(PCA pump)에 연결하기 위한 튜빙
튜빙세트에 연결하는 저장통 (봉지, 병 또는 주사기)
20 cc 혹은 이보다 큰 주사기
3방향 마개(3 way stopcock)
자가진통조절펌프 트리거 인터페이스를 자가진통조절펌프에 연결하기 위한 케이블
IDA 4 Plus에 주입세트를 연결하기 위한 튜빙과 커넥터
IDA 4 Plus에 연결하기 위한 튜빙과 커넥터

점검 결과				
합격	실패	해당없음		
물리적 상태				
			기기가 깨끗하고 오염되지 않았다.	
			케이스, 디스플레이, 마운트, 카트, 또는 기타 부속물에 물리적 손상이 없다.	
			스위치와 조절기는 사용이 용이하며 정확히 조정되어 있다.	
			디스플레이의 강도는 주간 사용에도 적절하다.	
			관리번호, 라벨, 경고문구가 부착되어 있으며 쉽게 읽을 수 있다.	
			주입구와 호스	
			전원선, 액세서리 케이블, 충전기	
			필터와 통풍구의 청결성	
전기안전				
			접지선저항	〈 0.3Ω
			새시누설전류	〈 100 μA 정상상태 〈 500 μA 단일고장상태
			환자누설전류	〈 100 μA B 와 BF 〈 10 μA CF
			환자선누설전류-절연검사(환자장창부에 전원인가 시)	〈 100 μA BF 〈 10 μA CF
			500V 공급 시 절연(저항)검사 (옵션)	〈 2 MΩ
예방점검				
			유량 탐지기의 청결성	
			24개월마다 배터리 교체	
			모델별 특정 예방점검 수행	
동작점검				

			배터리 전원만을 이용한 기기구동 여부	
			문 잠김	
			폴클램프(pole clamp)의 기능	
			부하용량	±10%
			유속의 정확도	±10%
			유량의 정확도	±10%
			일시(일정량)주입량	±10%
			잠김시간 간격	±5%
			주입량 제한치	
			KVO속도	±10%
			폐쇄 검출 압력	±1psi
			알람의 기능	
			모델별 특정 성능테스트 수행	

물리적 상태

일반기기 점검항목에서 언급한 것과 같이 기기의 물리적 상태를 점검한다.

전기안전

5장에서 소개한 항목에 따라 전기안전점검을 수행한다. 접지선저항, 새시누설전류를 점검한다.

예방점검

유량 탐지기의 청결성: PAC펌프의 유량 탐지기를 확인하고 센서부의 각종 이물질을 청소한다.

배터리 교체: 배터리는 24개월마다 교체하여야 한다. 필요한 경우에는 더 자주 교체할 수 있다.

모델별 특정 예방점검 수행: 기기별로 제공되는 서비스매뉴얼을 참조하여 제조사에서 권고하는 절차에 따라 예방점검을 수행한다.

동작점검

배터리 전원만을 이용한 기기구동 여부: 기기의 전원선이 콘센트에 꽂혀 있을 때 ac 전원 표시등이 점등하는지 점검한다. 이후 전원선을 콘센트에서 빼고 배터리만으로 기기를 구동하여 나머지 기능점검을 수행한다. 이때 ac 전원표시등은 소등되고 배터리 표시등이 점등되어야 한다. 점검을 마무리하는 시점에는 전원선을 다시 콘센트에 연결해야 한다.

문 잠김: 문의 구성요소를 점검한다. 문은 부드럽게 움직이고 열쇠로 잠굴수 있다.

폴클램프(pole clamp)의 기능: 폴클램프의 물리적 상태를 확인한다. 폴클램프는 펌프에 단단히 고정되어야 하고 움직임 또한 원활해야 한다. 그리고 펌프를 IV 폴대(IV pole)에 단단히 고정할 수 있어야 한다.

부하용량: 저장통에 1% 계면활성제함유 용액(detergent solution)이 포함된 탈이온수를 채운다. 탈이온수에 사용할 Cole-Parmer Micro-90과 같은 1% 계면활성제가 함유된 저장 용액을 대량으로 준비한다. 이 용액을 밀폐용기에 보관하면 6개월 이상 저장할 수 있다. 이 용액은 사용시 탈이온수와 10 : 1의 비율로 희석해야 하는데 만일 거품이 많이 일어나면 20:1의 비율로 희석하는 것이 좋다. 수돗물이나 환자사용 용액은 IDA 4 Plus의 변환기에 손상을 끼칠 수 있기 때문에 사용해서는 안 된다.

주입펌프 튜빙을 저장통에 연결하고 튜빙 안에 공기를 제거하기 위해 마중물을 주입한다. 씽크대나 배수통으로 배수시키면서 튜빙세트에 연결된 흐름제어장치를 개방한다. 이때 중력으로 유체가 튜빙 아래로 흐를 수 있도록 저장통을 튜빙보다 높게 한다. 공기방울이 보이지 않을 때까지 유체를 계속해서 흘려보낸 후 튜빙세트를 주입펌프에 삽입한다. IDA 4 Plus의 채널 1 포트에 3방향 마개를 연결한다. 환자 연결 튜빙을 마개 중 하나에 연결하고 다른 한 마개에 세제 용액을 채운 주사기를 연결한다. 다른 튜빙 하나를 채널 1의 배수포트에 연결한 후 용기 안으로 튜빙을 삽입하여 사용한 용액을 받아낸다.

PCA 트리거 인터페이스 박스를 IDA 4 Plus의 뒤쪽 커넥터에 연결한다. 트리거 출력의 채널 1의 케이블을 자가진통조절펌프 상의 환자 연결 케이블 포트에 연결한다. 만일 다수의 자기진통조절펌프를 동시에 검사할 경우에는 인터페이스 박스의 다른 채널에 연결한다.

IDA 4 Plus 의 상태 화면에서 'UTIL' 을 선택하여 지원프로그램 메뉴(utilities menu)로 전환하여 'TEST PARAMATERS' 를 선택한다. 화살표 키를 사용하여 PCA Pre Trig Time을 60초로 조정한다. 이 시간은 자가진통조절펌프가 멈추었다 다시 동작하는 시간이다.

IDA 4 Plus의 주 설정 화면으로 되돌아간다. 화살표 키를 이용하여 채널 1 아래의 'SETUP'을 선택한다. 설정 메뉴에서 화살표 키를 사용하여 'PCA' 를 선택한 후 실험할 기저 유속(basal flow rate), 총량(total volume), 일시(일정량)주입량(bolus volume), 잠김시간(lockout time), 부하용량(loading dose)을 선택하여 각각 15 mL/Hr, 20 mL, 1 mL, 5분, 1 mL를 입력한다. 입력이 끝나면 자가진통조절펌프의 검사 화면이 나타난다. 화살표 키를 이용하여 'PRIME' 을 표시한다. IDA 4 Plus와 주사기 쪽을 열어둔 채 주입 튜빙에 연결된 마개를 폐쇄한다. 화면상에 'START' 가 나타날 때까지 IDA 4 Plus 안으로 주사기 속의 용액을 주입한다. 'AutoSTART' 를 선택하면 IDA 4 Plus가 자동으로 흐름을 인지하여 유속 검사를 수행한다. IDA 4 Plus와 튜빙에 연결된 포트를 열어둔 채 주사기에 연결된 포트를 폐쇄한다. IDA 4 Plus 상에 입력한 대로 자가진통조절펌프를 설정한다.

만약 자가진통조절펌프에 투여량 제한이 있다면, 제한치를 2 mL로 설정한다. 자가진통조절펌프를 동작시킨다. 부하용량이 자가진통조절펌프 검사 화면에 나타날 것이다. 실제 일시(일정량)주입량이 설정치의 10% 이내가 되는지 확인한다. 즉, 주입량이 1 mL로 설정되어 있다면 측정된 양은 0.9~1.1 mL 사이여야 한다. 참고로 IDA 4 Plus는 주입기를 동시에 4개까지 검사할 수 있다.

유속의 정확성: 위에서 설명한 방법과 동일하게 PAC펌프를 계속 작동한다. IDA 4 Plus는 기저 유속을 나타낼 것이다. 펌프에 최소 10 mL를 전달하도록 한 뒤 설정값과 측정값을 비교한다. 측정값은 설정값의 10% 이내여야 한다. 예를 들면 유속을 15 mL/hr로 설정했다면 실제 유속은 13.5~16.5 mL/hr 사이여야 한다.

유량의 정확성: 위에서 설명한 방법과 동일하게 PAC펌프를 계속 작동한다. 펌프에 최소 10 mL를 전달하도록 한 뒤 설정값과 측정값을 비교한다. 측정된 양은 펌프량의 10% 이내여야 한다. 예를 들면 유량을 10 mL로 설정했다면 실제 유량은 9~11 mL 사이여야 한다.

일시(일정량)주입량: 위에서 설명한 방법과 동일하게 PAC펌프를 계속 작동한다. IDA 4 Plus는 전달된 일시(일정량)주입량을 표시할 것이다. 펌프에서 일시(일정량)주입량을 전달하도록 한뒤 설정량과 분석기에 표시된 설정량을 비교한다. 실제 일시(일정량)주입량이 설정치의 10% 이내가 되는지 확인한다. 예를 들어 주입량이 1 mL라면 측정된 양은 0.9~1.1 mL 사이여야 한다.

잠김시간 간격: 위에서 설명한 방법과 동일하게 PAC펌프를 계속 작동한다. IDA 4 Plus에서는 잠김시간이 끝나기 60초 전에 일시(일정량)주입이 시행될 것이다. 최소한 2번 정도 주입 후에 IDA 4 Plus 상에 나타난 잠김시간을 확인한다. 측정한 시간은 설정한 시간의 5% 이내가 되어야 한다. 예를 들어 잠김시간 간격이 5분이라면 측정된 시간은 4분 45초~5분 15초 사이여야 한다.

주입량 제한치(Dose limit): 위에서 설명한 방법과 동일하게 PAC펌프를 계속 작동하여 20 mL를 전달한다. 펌프가 주입량 제한치에 도달하면 제한치 알람이 작동한다. 그러면 펌프는 지속적 주입과 일시(일정량)주입을 중단하지만 KVO전달(KVO rate delivery)은 계속될 수도 있다.

KVO속도: 자가진통조절펌프는 주입량 제한치에 도달하면 다른 의약품 주입을 위해 매우 낮은 유속으로 의약품을 주입하는 정맥개방 상태(keep the vein open, KVO)로 전환된다. IDA 4 Plus 상의 'FLOW' 기능을 이용하여 KVO속도를 측정한다.

주입량 제한치에 도달한 펌프를 알람을 없엔채 계속 작동시킨다. KVO속도를 측정하기 위해 IDA 4 Plus 상의 'FLOW' 화면으로 전환한다. 낮은 속도를 측정하는 만큼 측정에 몇 분 정도가 소요된다. 측정한 값은 펌프의 KVO속도 설정값의 10% 이내가 되어야 한다. 서비스매뉴얼을 참고하여 정확한 KVO속도를 확인한다. 예를 들어 KVO속도가 1 ml/hr이라면, 측정된 속도는 0.9~1.1 ml/hr 사이여야 한다.

폐쇄 검출 압력: IDA 4 Plus의 채널 설정 메뉴에서 'OCCLUSION'을 선택한다. 필요한 경우

주사기를 이용하여 IDA 4 Plus에 마중물을 주입한다. PCA펌프 상의 유속을 15 mL/hr로 설정하고 기기를 작동한다. IDA 4 Plus 상의 'START' 를 선택하여 펌프를 작동하고 펌프에서 폐쇄 알람이 울리면 IDA 4 Plus 상의 'END' 를 선택하고 압력을 기록한다. 이 값을 폐쇄압력과 비교하는데 모델별 폐쇄압력은 기기의 서비스매뉴얼을 확인한다. 측정한 폐쇄압력은 펌프 패쇄압력의 1 psi 이내가 되어야 한다. 예를 들어 폐쇄압력이 20 psi 라면 측정된 압력은 19~21 psi 사이여야 한다.

알람기능: 모든 알람이 제대로 기능하며 음량이 적절한지를 확인한다. 또한 알람 여부를 육안으로 확인할 수 있는 시각 표시기가 제대로 기능하는지 확인한다.

펌프의 지속적 주입 유속을 15 mL/hr로 설정한다. 펌프를 작동시키고 저장통과 펌프사이의 튜빙을 폐쇄한다. 튜빙의 폐쇄는 튜빙에 부착한 클램프를 닫거나 집개와 같은 기구를 이용해 시행한다. 상위폐쇄가 일어나면 알람이 울린다.

알람을 없애고 펌프를 재작동한다. 펌프를 지난 이후의 튜빙을 폐쇄하고 하류 폐쇄 알람(downstream occlusion alarm)이 울리는지 확인한다. 확인 후 알람을 없앤다.

만약 펌프에 튜빙 안의 공기를 검출할 수 있는 검출기가 장착되어 있다면, 저장통 상하를 뒤집어 튜빙 안으로 인위적으로 공기방울을 들어가게 하고 저장통을 바로 한다. 기기에서 알람이 울리는지 확인하고 알람을 없애고 펌프에서 튜빙을 뺀 후 튜빙안에 공기를 제거하기 위해 마중물을 주입한다.

다시 튜빙세트를 펌프에 연결하고 펌프를 작동시킨다. 저장통을 뒤집어 튜빙 내로 유체가 들어가지 못하게 하거나 저장통에 연결된 튜빙을 제거하는 방법으로 저장통이 빈 상황을 연출한다. 이 경우 펌프는 감지하는 유체가 없어서 알람이 울려야 한다.

모델별 특정 성능테스트 완료: 기기별로 제공되는 서비스매뉴얼을 참조하여 제조사에서 권고하는 절차에 따라 성능테스트를 수행한다.

기기의 이용 재개: 기기의 이용 재개에 앞서 모든 알람을 원래대로 재설정하고 적절한 음량을 확인한다. 배터리 충전을 위해 전원선을 콘센트에 연결한다.

광선치료기(Phototherapy units)

광선치료기는 환자에게 유익한 생물학적효과(bioeffects)가 있는 빛을 조사하는 기기이다. 일반적으로 이 기기는 신생아의 고빌리루빈혈증(hyperbilirubinemia), 황달(jaundice)을 치료하기 위해 사용된다. 이런 용도 때문에 광선치료기를 빌리라이트(bili lights)라고도 부른다. 420~480 nm의 파장을 가진 파란색 광(blue light)은 빌리루빈을 분해하는데 사용된다. 광산화과정(photo oxidation process)은 물에 녹지 않는 빌리루빈을 물에 녹게 변화시켜 체외로 배출시킨다. 일반적으로 광선치료기는 머리 위쪽에 위치한 램프에서 광선을 조사하는 형태이지만 광섬유에 연결된 담요모양이나 패드모양의 형태도 있다.

권장기능 점검주기: 12개월마다

위험평가 샘플

기준: 각 범주에서 평가항목 하나를 선택한다.	기준점수	취득점수
임상적 기능		
환자와 접촉하지 않음	1	
기기가 환자와 접촉할 가능성이 있으나, 기능은 중요하지 않음	2	
기기가 환자 진단이나 직접적인 감시에 사용됨	3	
기기가 직접적인 환자치료에 사용됨	4	4
기기가 생명유지를 위해 사용됨	5	
물리적 위험		
기기 고장으로 인한 특별한 위험이 없음	1	
기기 고장으로 인해 낮은 정도의 위험이 나타날 수 있음	2	
기기 고장으로 인해 부적절한 치료, 오진, 감시기능손상 등이 나타날 수 있음	3	3
기기 고장으로 인해 환자나 사용자가 심각한 손상을 당하거나 사망에 이를 수 있음	4	
문제회피 가능성		
기기 고장으로 인한 특별한 위험이 없음	1	
기기 고장으로 인해 낮은 정도의 위험이 나타날 수 있음	2	
기기 고장으로 인해 부적절한 치료, 오진, 감시기능손상 등이 나타날 수 있음	3	3
기기 고장으로 인해 환자나 사용자가 심각한 손상을 당하거나 사망에 이를 수 있음	4	
예방점검이나 검사에 대한 특별한 관련 규정이나 제조사의 권고사항이 있음	5	
사고이력		
중요한 사고이력이 없음	1	1
중요한 사고이력이 있음	2	
구체적인 점검 일정에 대한 제조사 /규제요구 사항		
권고나 규제가 없음	1	1
검사에 필요한 독립적인 수치평가적 시스템을 요구함	2	
총점:		12
검사 지정: 0.0x 0.5x 1x 2x 3x 4x (연간 검사 횟수)		1

광선치료기 점검절차

추정시간: 20분

기기정보	
관리번호:	병원:
제조사:	모델:
고유번호:	위치:
점검정보	
검사기술자:	날짜:
검사유형: 도입 _______ 수리 후 _______	

사용 검사 기기: ISA 601 전기안전분석기(Electrical Safety Analyzer) (또는 이와 동등한 수준의 기기)
DALE40 광선치료기 광량계(radiometer) (또는 이와 동등한 수준의 기기)
스톱워치나 초침이 있는 시계

점검 결과				
합격	실패	해당없음		
물리적 상태				
			기기가 깨끗하고 오염되지 않았다.	
			케이스, 디스플레이, 마운트, 카트, 또는 기타 부속물에 물리적 손상이 없다.	
			스위치와 조절기는 사용이 용이하며 정확히 조정되어 있다.	
			디스플레이의 강도는 주간 사용에도 적절하다.	
			관리번호, 라벨, 경고문구가 부착되어 있으며 쉽게 읽을 수 있다.	
			주입구와 호스	
			전원선, 액세서리 케이블, 충전기	
			필터와 통풍구의 청결성	
전기안전				
			접지선저항	〈 0.3Ω
			새시누설전류	〈 100 μA 정상상태 〈 500 μA 단일고장상태
			환자누설전류	〈 100 μA B 와 BF 〈 10 μA CF
			환자선누설전류-절연검사(환자장창부에 전원인가 시)	〈 100 μA BF 〈 10 μA CF
			500V 공급 시 절연(저항)검사 (옵션)	〈 2 MΩ
예방점검				
			전구 검사	
			모델별 특정 예방점검 수행	
동작점검				
			타이머의 정확도	±0.5%
			출력의 정확도	≥ 4.5 μW/cm2/nm (≥ 198 μW/cm2 @ 44 nm bandwidth) ≤ 40 μW/cm2/nm (≤ 1760 μW/cm2 @ 44 nm bandwidth)
			알람의 기능	
			모델별 특정 성능테스트 수행	

물리적 상태

일반기기 점검항목에서 언급한 것과 같이 기기의 물리적 상태를 점검한다.

전기안전

5장에서 소개한 항목에 따라 전기안전점검을 수행한다. 접지선저항, 새시누설전류를 점검한다.

예방점검

전구 검사: 광선치료기에 사용되는 전구가 깨졌거나 끊어졌는지 확인하고 필요하면 교체한다.

모델별 특정 예방점검 수행: 기기별로 제공되는 서비스매뉴얼을 참조하여 제조사에서 권고하는 절차에 따라 예방점검을 수행한다.

동작점검

타이머의 정확성: 타이머를 2분으로 설정한다. 치료 시작과 함께 스톱워치나 초침이 있는 시계를 이용하여 실제 광선조사 시간을 측정한다. 타이머의 시간은 측정시간의 5% 이내여야 한다. 예를 들어 타이머를 120초로 설정했다면, 실제 측정시간은 114~126초 사이여야 한다. 타이머가 멈추면 광선치료기의 동작도 멈추는지 확인한다.

출력의 정확성: 광선치료기를 작동한다. 광검출기 프로브(photodetector probe)를 광원으로부터 약 18인치(45.7cm) 떨어진 곳에 놓고 Dale40로 조도를 측정한다. 측정된 조도는 198~1760 μW/cm2 사이여야 한다. 기기별 출력범위는 서비스매뉴얼을 참고한다.

알람기능: 모든 알람이 제대로 기능하며 음량이 적절한지를 확인한다. 또한 알람 여부를 육안으로 확인할 수 있는 시각 표시기가 제대로 기능하는지 확인한다.

모델별 특정 성능테스트 완료: 기기별로 제공되는 서비스매뉴얼을 참조하여 제조사에서 권고하는 절차에 따라 성능테스트를 수행한다.

기기의 이용 재개: 기기의 이용 재개에 앞서 모든 알람을 원래의 설정으로 재설정하고 적절한 음량을 확인한다. 배터리 충전을 위해 전원선을 콘센트에 연결한다.

공압식 자동지혈시스템(Pneumatic tourniquet)

자동지혈시스템은 수술 시 사지로 혈액이 흐르는 것을 방지하기 위한 목적의 기기로 부풀어 오르는 커프(inflatable cuff), 공기 펌프, 압력센서, 커프 압력을 통제하기 위한 프로세서로 구성되어 있다. 수술 부위에 가장 가까운 사지에 커프를 감아 부풀게 하여 사지의 혈관과 동맥을 차단하여 혈류를 방지한다. 공압식 자동지혈시스템은 이렇게 부풀게 되는 커프의 압력과 부풀어 오르는 시간을 측정하고 표시한다. 자동지혈시스템은 전형적으로 두 개의 커프를 사용하며 압력을 가할 부위에 따라 선택적 가압이 가능하다.

권장기능 점검주기: 12개월마다

위험평가 샘플

기준: 각 범주에서 평가항목 하나를 선택한다.	기준점수	취득점수
임상적 기능		
환자와 접촉하지 않음	1	
기기가 환자와 접촉할 가능성이 있으나, 기능은 중요하지 않음	2	
기기가 환자 진단이나 직접적인 감시에 사용됨	3	
기기가 직접적인 환자치료에 사용됨	4	4
기기가 생명유지를 위해 사용됨	5	
물리적 위험		
기기 고장으로 인한 특별한 위험이 없음	1	
기기 고장으로 인해 낮은 정도의 위험이 나타날 수 있음	2	
기기 고장으로 인해 부적절한 치료, 오진, 감시기능손상 등이 나타날 수 있음	3	
기기 고장으로 인해 환자나 사용자가 심각한 손상을 당하거나 사망에 이를 수 있음	4	4
문제회피 가능성		
기기 고장으로 인한 특별한 위험이 없음	1	
기기 고장으로 인해 낮은 정도의 위험이 나타날 수 있음	2	
기기 고장으로 인해 부적절한 치료, 오진, 감시기능손상 등이 나타날 수 있음	3	3
기기 고장으로 인해 환자나 사용자가 심각한 손상을 당하거나 사망에 이를 수 있음	4	
예방점검이나 검사에 대한 특별한 관련 규정이나 제조사의 권고사항이 있음	5	
사고이력		
중요한 사고이력이 없음	1	
중요한 사고이력이 있음	2	2
구체적인 점검 일정에 대한 제조사 /규제요구 사항		
권고나 규제가 없음	1	1
검사에 필요한 독립적인 수치평가적 시스템을 요구함	2	
총점:		14
검사 지정: 0.0x 0.5x 1x 2x 3x 4x (연간 검사 횟수)		2

공압식 자동지혈시스템 점검절차

추정시간: 35분

기기정보	
관리번호:	병원:
제조사:	모델:
고유번호:	위치:
점검정보	
검사기술자:	날짜:
검사유형: 도입 _______ 수리 후 _______	
사용 검사 기기: ISA 601 전기안전분석기(Electrical Safety Analyzer) (또는 이와 동등한 수준의 기기) DPM 4 압력계 (또는 이와 동등한 수준의 기기) 스톱워치나 초침이 있는 시계 블리드 밸브가 있는 쥐어짜는 벌브(squeeze bulb with bleed vavle) DPM 4에 연결하기 위한 튜빙과 커넥터 자동지혈시스템 커프를 감기 위한 PVC 파이프	

점검 결과				
합격	실패	해당없음		
물리적 상태				
			기기가 깨끗하고 오염되지 않았다.	
			케이스, 디스플레이, 마운트, 카트, 또는 기타 부속물에 물리적 손상이 없다.	
			스위치와 조절기는 사용이 용이하며 정확히 조정되어 있다.	
			디스플레이의 강도는 주간 사용에도 적절하다.	
			관리번호, 라벨, 경고문구가 부착되어 있으며 쉽게 읽을 수 있다.	
			주입구와 호스	
			전원선, 액세서리 케이블, 충전기	
			필터와 통풍구의 청결성	
전기안전				
			접지선저항	< 0.3Ω
			섀시누설전류	< 100 μA 정상상태 < 500 μA 단일고장상태
			환자누설전류	< 100 μA B 와 BF < 10 μA CF
			환자선누설전류–절연검사(환자장착부에 전원 인가 시)	< 100 μA BF < 10 μA CF
			500V 공급 시 절연(저항)검사 (옵션)	< 2 MΩ
예방점검				
			튜빙, 커프, 호스의 상태 점검	
			24개월마다 배터리 교체	
			모델별 특정 예방점검 수행	
동작점검				
			배터리 전원만을 이용한 기기구동 여부	
			조절 밸브의 기능 확인	
			제어장치의 안정성	15분 후 ±10 mmHg
			커프압의 정확도	±5%
			타이머의 정확도	15분 후 ±2분
			최대 커프압	≤ 550 mmHg 혹은 제조사의 사양 참고
			모델별 특정 성능테스트 수행	

물리적 상태

일반기기 점검항목에서 언급한 것과 같이 기기의 물리적 상태를 점검한다.

전기안전

5장에서 소개한 항목에 따라 전기안전점검을 수행한다. 접지선저항, 섀시누설전류를 점검한다.

예방점검

튜빙, 커프, 호스의 상태 확인: 호스와 커프에 구멍, 갈라짐, 말라 비틀어짐 등의 마모 흔적을 확인한다. 또한 모든 연결상태를 확인한다.

배터리 교체: 배터리는 24개월마다 교체하여야 한다. 필요한 경우에는 더 자주 교체할 수 있다.

모델별 특정 예방점검 수행: 기기별로 제공되는 서비스매뉴얼을 참조하여 제조사에서 권고하는 절차에 따라 예방점검을 수행한다.

동작점검

배터리 전원만을 이용한 기기구동 여부: 기기의 전원선이 콘센트에 꽂혀 있을 때 ac 전원 표시등이 점등하는지 점검한다. 이후 전원선을 콘센트에서 빼고 배터리만으로 기기를 구동하여 나머지 기능점검을 수행한다. 이때 ac 전원표시등은 소등되고 배터리 표시등이 점등되어야 한다. 점검을 마무리하는 시점에는 전원선을 다시 콘센트에 연결해야 한다.

조절 밸브(control valve)의 기능 확인: 호스와 커프를 공압식 자동지혈시스템에 연결한다. 커프를 PVC 파이프나 견고한 원통형 물체에 감는다. 몸 중심부 쪽 가까이에 있는 커프를 부풀려 자동지혈시스템이 압력을 지속적으로 유지하는지 확인한다. 다시 몸 중심부에서 먼쪽의 커프를 부풀려 자동지혈시스템이 압력을 지속적으로 유지하는지 확인한다. 확인 후 커프의 압력을 뺀다. 다시 양쪽의 커프를 동시에 부풀려 짧은 시간 동안 압력이 유지되는지 확인하고 압력을 빼낸다. 만일 자동지혈시스템이 다채널을 지원한다면 개별 채널에 대해 이와 동일한 검사를 실시한다.

제어장치의 안정성: 3방향 커넥터(3-way connector)를 DPM 4의 압력 포트에 연결한다. 커넥터 한쪽에 압착공(squeeze ball)을 연결하고 압착공의 블리드 밸브(bleed valve)가 닫혀있는지 확인한다. 3방향 커넥터의 한 곳에 다른 3방향 커넥터를 연결하고 남는 두 곳에 자동지혈시스템의 호스와 커프를 연결한다. 공압식 자동지혈시스템상의 압력을 400 mmHg로 설정하

고 커프를 부풀려 15분 동안 압력이 안정적으로 유지되는지 확인한다. 15분 후 압력은 390~410 mmHg 사이여야 한다.

커프압의 정확도: 공압식 자동지혈시스템의 압력을 200 mmHg로 설정하고 커프를 부풀린다. 최소한 2분 이상 압력이 일정하게 유지되는지 관찰한다. 화면에 표시된 압력은 측정압력의 5% 이내가 되어야 한다. 예를 들어 표시된 압력이 200 mmHg이면, 측정압력은 190~210 mmHg 사이여야 한다. 커프의 압력을 450 mmHg로 설정하고 측정을 반복한다. 이 설정에서 측정한 압력은 427.5~472.5 mmHg 사이여야 한다.

타이머의 정확도: 공압식 자동지혈시스템의 커프를 부풀린다. 스톱워치나 초침이 있는 시계를 이용하여 경과시간(elapsed time)을 측정한다. 15분 동안 커프를 부풀린 후 자동지혈시스템상의 경과시간을 확인한다. 경과시간은 13~17분 사이여야 한다.

최대 커프압: 공압식 자동지혈시스템상의 압력을 최대로 설정한다. 커프를 부풀리고 압력이 안정될 때까지 기다린다. 압착공을 사용하여 압력완화밸브(pressure relief valve)가 작동할 때까지 커프의 압력을 천천히 증가시킨다. 압력완화밸브가 작동할 때의 압력을 확인한다. 이때 한계 압력(over pressure limit)은 550 mmHg 이하여야 한다. 보다 정확한 수치를 확인하기 위해서는 서비스매뉴얼을 참고하여 확인한다.

알람의 기능: 모든 알람이 제대로 기능하며 음량이 적절한지를 확인한다. 또한 알람 여부를 육안으로 확인할 수 있는 시각 표시기가 제대로 기능하는지 확인한다. 커프를 부풀린 후 압착공상의 블리드 밸브를 천천히 열어 압력이 새도록 한다. 자동지혈시스템에서 알람이 울리는지 확인한다.

모델별 특정 성능테스트 완료: 기기별로 제공되는 서비스매뉴얼을 참조하여 제조사에서 권고하는 절차에 따라 성능테스트를 수행한다.

기기의 이용 재개: 기기의 이용 재개에 앞서 모든 알람을 원래 설정으로 재설정하고 적절한 음량을 확인한다. 배터리 충전을 위해 전원선을 콘센트에 연결한다.

산소포화도측정기(Pulse oximeter)

산소포화도측정기는 환자 혈액의 산소포화도를 비침습적으로 측정하는 기기로써 적색선(red light)과 적외선(infrared light) 발생부, 광검출기(photo detectors), 손가락 끝이나 귀볼에서 동맥의 맥동을 감지하는 프로브로 구성되어 있다. 산소가 공급된 헤모글로빈(O2Hb)과 산소가 제거된 헤모글로빈은 적색선과 적외선을 서로 다르게 흡수하므로 동맥혈 흐름 박동으로 유발되는 빛 흡수의 변화를 측정하여 동맥혈에서 헤모글로빈의 포화도 비율을 계산할 수 있다.

권장기능 점검주기: 12개월마다

위험평가 샘플

기준: 각 범주에서 평가항목 하나를 선택한다.	기준점수	취득점수
임상적 기능		
환자와 접촉하지 않음	1	
기기가 환자와 접촉할 가능성이 있으나, 기능은 중요하지 않음	2	
기기가 환자 진단이나 직접적인 감시에 사용됨	3	3
기기가 직접적인 환자치료에 사용됨	4	
기기가 생명유지를 위해 사용됨	5	
물리적 위험		
기기 고장으로 인한 특별한 위험이 없음	1	
기기 고장으로 인해 낮은 정도의 위험이 나타날 수 있음	2	
기기 고장으로 인해 부적절한 치료, 오진, 감시기능손상 등이 나타날 수 있음	3	3
기기 고장으로 인해 환자나 사용자가 심각한 손상을 당하거나 사망에 이를 수 있음	4	
문제회피 가능성		
유지보수나 검사가 기기의 신뢰성에 영향을 주지 않음	1	
일반적인 기기 고장 양상을 예측할 수 없거나 예측이 어려움	2	2
일반적 기기 고장 양상을 예측하기 어렵지만, 기기이력을 통해 기술제공자가 점검하는 동안 기기의 문제를 발견할 수 있음	3	
일반적 기기 고장을 예측할 수 있고 예방점검을 통해 고장을 예방할 수 있음	4	
예방점검이나 검사에 대한 특별한 관련 규정이나 제조사의 권고사항이 있음	5	
사고이력		
중요한 사고이력이 없음	1	1
중요한 사고이력이 있음	2	
구체적인 점검 일정에 대한 제조사 /규제요구 사항		
권고나 규제가 없음	1	1
검사에 필요한 독립적인 수치평가적 시스템을 요구함	2	
총점:		10
검사 지정: 0.0x 0.5x 1x 2x 3x 4x (연간 검사 횟수)		1

산소포화도측정기 점검절차

추정시간: 20분

기기정보	
관리번호:	병원:
제조사:	모델:
고유번호:	위치:
점검정보	
검사기술자:	날짜:
검사유형: 도입 _______ 수리 후 _______	
사용 검사 기기: ISA 601 전기안전분석기(Electrical Safety Analyzer) (또는 이와 동등한 수준의 기기) Index 2 SpO2 분석기 (또는 이와 동등한 수준의 기기)	

점검 결과				
합격	실패	해당없음		
물리적 상태				
			기기가 깨끗하고 오염되지 않았다.	
			케이스, 디스플레이, 마운트, 카트, 또는 기타 부속물에 물리적 손상이 없다.	
			스위치와 조절기는 사용이 용이하며 정확히 조정되어 있다.	
			디스플레이의 강도는 주간 사용에도 적절하다.	
			관리번호, 라벨, 경고문구가 부착되어 있으며 쉽게 읽을 수 있다.	
			주입구와 호스	
			전원선, 액세서리 케이블, 충전기	
			필터와 통풍구의 청결성	
전기안전				
			접지선저항	〈 0.3Ω
			섀시누설전류	〈 100 μA 정상상태 〈 500 μA 단일고장상태
			환자누설전류	〈 100 μA B 와 BF 〈 10 μA CF
			환자선누설전류-절연검사(환자장착부에 전원인가 시)	〈 100 μA BF 〈 10 μA CF
			500V 공급 시 절연(저항)검사 (옵션)	〈 2 MΩ
예방점검				
			기록계 용지 설치 부분, 롤러, 용지 가이드 청결성	
			모터와 용지 공급 기계장치의 윤활	
			시간과 날짜 확인 및 수정	
			24개월마다 배터리 교체	
			모델별 특정 예방점검 수행	
동작점검				
			배터리 전원만을 이용한 기기구동 여부	
			심박수 정확도	±5%
			산소포화도 정확도	±3%
			기록계 동작	
			알람의 기능	
			모델별 특정 성능테스트 수행	

물리적 상태

일반기기 점검항목에서 언급한 것과 같이 기기의 물리적 상태를 점검한다.

전기안전

5장에서 소개한 항목에 따라 전기안전점검을 수행한다. 접지선저항, 새시누설전류를 점검한다.

예방점검

기록계 용지 설치 부분, 롤러, 용지 가이드 청결성: 롤러와 용지 가이드를 검사하고 이물질이 있으면 제거한다. 롤러 안에 찢어진 종이가 끼어 있는지 확인한다.

모터와 용지 공급 장치의 윤활: 서비스매뉴얼을 참조하여 제조사에서 권고하는 절차에 따라 모터와 용지 공급 기계장치를 윤활한다. 모터에 따라 윤활이 필요 없는 경우도 있다.

시간과 날짜의 정확성 확인 및 수정: 제세동기에 표시되는 시간과 날짜가 정확한지 확인한다. 만약 시간과 날짜가 기기 모니터에 표시되지 않으면, 기록계에서 출력지를 인쇄한다. 출력지에는 시간과 날짜가 반드시 표기되어야 한다. 필요한 경우 시간과 날짜를 수정한다.

배터리 교체: 배터리는 24개월마다 교체하여야 한다. 필요한 경우에는 더 자주 교체할 수 있다.

모델별 특정 예방점검 수행: 기기별로 제공되는 서비스매뉴얼을 참조하여 제조사에서 권고하는 절차에 따라 예방점검을 수행한다.

동작점검

배터리 전원만을 이용한 기기구동 여부: 기기의 전원선이 콘센트에 꽂혀 있을 때 ac 전원표시등이 점등하는지 점검한다. 이후 전원선을 콘센트에서 빼고 배터리만으로 기기를 구동하여 나머지 기능점검을 수행한다. 이때 ac 전원표시등은 소등되고 배터리 표시등이 점등되어야 한다. 점검을 마무리하는 시점에는 전원선을 다시 콘센트에 연결해야 한다.

심박수 정확도: 산소포화도측정기에 손가락 프로브를 연결한다. Index 2 시뮬레이터의 손가락 시뮬레이터에 사진 6-14와 같이 손가락 센서(finger sensor)를 물린다. Index 2의 주메뉴에서 'MORE' 키를 누르고 'MAKE' 키를 누른다. +, − 키를 사용하여 검사할 산소포화도측정기 제품을 선택한다. 화면에 정확한 제품이 나타나면 'ESC' 키를 눌러 주메뉴로 나온다.

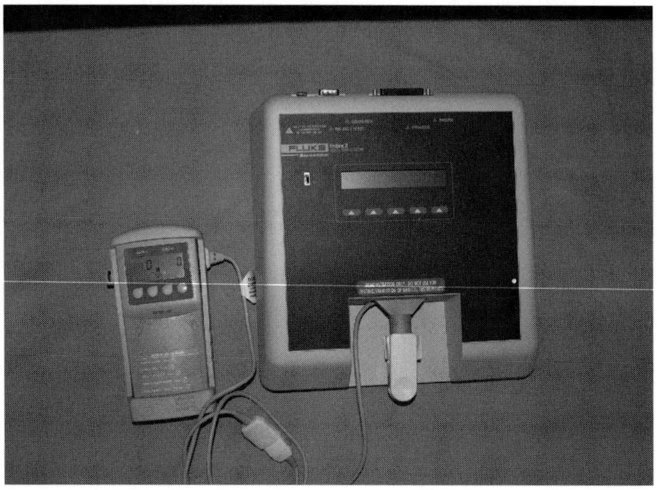

사진 6-14. SpO_2 시뮬레이터에 연결된 산소포화도측정기 모습

주메뉴에서 'SIM' 키를 눌러 시뮬레이션모드로 전환한다. 'MAN' 키를 눌러 수동 시뮬레이션을 시작한다. +, − 키를 사용하여 산소레벨과 심박수를 조정하여 심박수를 80 bpm으로 설정한다. 산소포화도를 측정기를 작동하여 측정을 시작한다. 산소포화도측정기에 나타나는 심박수는 설정 심박수의 5% 이내여야 한다. 예를 들어 설정 심박수가 80 bpm이라면 실제 나타나는 값은 76~ 84 bpm 사이여야 한다.

산소의 정확성: Index 2상의 산소농도를 96%로 조정한다. 산소포화도측정기를 작동하여 측정한다. 산소포화도측정기에 표시되는 SpO_2값은 설정치의 3% 이내여야 한다. 예를 들어 설정값이 96%라면 나타나는 표시되는 값은 93~99% 사이여야 한다.

기록계 동작: 몇 번 산소를 측정한 후 기록계에서 결과를 출력한다. 출력물이 깨끗하고 알아볼 수 있는지 확인한다. 만약 출력물에 날짜나 시간이 잘못 설정되어 있으면 이를 정확히 설정한다.

알람의 기능: 모든 알람이 제대로 기능하며 음량이 적절한지를 확인한다. 또한 알람 여부를 육안으로 확인할 수 있는 시각 표시기가 제대로 기능하는지 확인한다.

Index 2의 수동 산소포화도값을 96%, 심박수를 80 bpm으로 설정하고 산소포화도를 측정한다. Index 2상의 산소포화도를 100%로 조정하고 최고 산소 알람(high O_2 alarm)이 동작하는지 확인하고 산소포화도를 96%로 낮추어 알람을 없앤다. 다시 Index 2상의 산소포화도를 88%으로 조정하고 최저 산소 알람(low O_2 alarm)이 울리는지 확인하고 산소포화도를 96%로 올려 알람을 없앤다.

최고 심박수 알람과 최저 심박수 알람을 각각 120 bpm과 60 bpm으로 설정한다. Index 2상의 심박수를 125 bpm으로 조정하고 최고 심박수 알람(high heart rate alarm)을 확인 한 후 심박수를 80 bpm으로 돌려 알람을 없앤다. Index 2상의 심박수를 55 bpm으로 조정하고 최저 심박수 알람(low heart rate alarm)을 확인 한 후 심박수를 80 bpm으로 돌려 알람을 없앤다. 이후 모든 알람설정을 초기 설정으로 되돌린다.

모델별 특정 성능테스트 수행: 기기별로 제공되는 서비스매뉴얼을 참조하여 제조사에서 권고하는 절차에 따라 성능검사를 수행한다.

기기의 이용 재개: 기기의 이용 재개에 앞서 모든 설정을 원래 설정에 맞게 조정한다. 모든 알람의 음량이 일반사용에 적절한지 확인한다. 배터리 충전을 위해 전원선을 콘센트에 연결한다.

(유아)가온장치(Radiant warmer)

(유아)가온장치는 유아에게 안정적으로 열을 가하는 기기로써 갓 태어난 신생아나 심각한 질병이 있는 유아, 차가운 환경에 장시간 수술을 받은 영. 유아에게 사용한다. 후드가 있는 신생아보육기와는 달리 (유아)가온장치는 개방되어 있어 직접적인 의료진의 접근이 용이하다. 이 기기는 간단히 머리위 가열기(overhead heater)와 온도 프로브(temperature probe)로 구성되어 있다. 또한 온도 설정기능과 피부에 붙이는 온도 프로브가 있어서 만약 신생아의 체온이 떨어질 경우 가열기가 미리 설정한 온도까지 체온을 올린 후 자동으로 꺼진다.

권장기능 점검주기: 6개월마다

위험평가 샘플

기준: 각 범주에서 평가항목 하나를 선택한다.	기준점수	취득점수
임상적 기능		
환자와 접촉하지 않음	1	
기기가 환자와 접촉할 가능성이 있으나, 기능은 중요하지 않음	2	
기기가 환자 진단이나 직접적인 감시에 사용됨	3	
기기가 직접적인 환자치료에 사용됨	4	4
기기가 생명유지를 위해 사용됨	5	
물리적 위험		
기기 고장으로 인한 특별한 위험이 없음	1	
기기 고장으로 인해 낮은 정도의 위험이 나타날 수 있음	2	
기기 고장으로 인해 부적절한 치료, 오진, 감시기능손상 등이 나타날 수 있음	3	
기기 고장으로 인해 환자나 사용자가 심각한 손상을 당하거나 사망에 이를 수 있음	4	4
문제회피 가능성		
유지보수나 검사가 기기의 신뢰성에 영향을 주지 않음	1	
일반적인 기기 고장 양상을 예측할 수 없거나 예측이 어려움	2	
일반적 기기 고장 양상을 예측하기 어렵지만, 기기이력을 통해 기술제공자가 점검하는 동안 기기의 문제를 발견할 수 있음	3	3
일반적 기기 고장을 예측할 수 있고 예방점검을 통해 고장을 예방할 수 있음	4	
예방점검이나 검사에 대한 특별한 관련 규정이나 제조사의 권고사항이 있음	5	
사고이력		
중요한 사고이력이 없음	1	
중요한 사고이력이 있음	2	2
구체적인 점검 일정에 대한 제조사 /규제요구 사항		
권고나 규제가 없음	1	1
검사에 필요한 독립적인 수치평가적 시스템을 요구함	2	
총점:		14
검사 지정: 0.0x 0.5x 1x 2x 3x 4x (연간 검사 횟수)		2

(유아)가온장치 점검절차

추정시간: 35분

기기정보	
관리번호:	병원:
제조사:	모델:
고유번호:	위치:
점검정보	
검사기술자:	날짜:
검사유형: 도입 _______ 수리 후 _______	
사용 검사 기기: ISA 601 전기안전분석기(Electrical Safety Analyzer) (또는 이와 동등한 수준의 기기) INCU 신생아보육기 분석기(INCU incubator analyzer) (또는 이와 동등한 수준의 기기)	

점검 결과				
합격	실패	해당없음		
물리적 상태				
			기기가 깨끗하고 오염되지 않았다.	
			케이스, 디스플레이, 마운트, 카트, 또는 기타 부속물에 물리적 손상이 없다.	
			스위치와 조절기는 사용이 용이하며 정확히 조정되어 있다.	
			디스플레이의 강도는 주간 사용에도 적절하다.	
			관리번호, 라벨, 경고문구가 부착되어 있으며 쉽게 읽을 수 있다.	
			주입구와 호스	
			전원선, 액세서리 케이블, 충전기	
			필터와 통풍구의 청결성	
전기안전				
			접지선저항	< 0.3Ω
			새시누설전류	< 100 μA 정상상태 < 500 μA 단일고장상태
			환자누설전류	< 100 μA B 와 BF < 10 μA CF
			환자선누설전류–절연검사(환자장창부에 전원인가 시)	< 100 μA BF < 10 μA CF
			500V 공급 시 절연(저항)검사 (옵션)	< 2 MΩ
예방점검				
			통풍구와 필터의 청결성	
			24개월마다 배터리 교체	
			모델별 특정 예방점검 수행	
동작점검				
			배터리 전원만을 이용한 기기구동 여부	
			팬의 동작	
			온도의 정확도	±0.3℃
			온도 알람	
			알람의 기능	
			모델별 특정 성능테스트 수행	

물리적 상태

일반기기 점검항목에서 언급한 것과 같이 기기의 물리적 상태를 점검한다.

전기안전

5장에서 소개한 항목에 따라 전기안전점검을 수행한다. 접지선저항, 새시누설전류를 점검한다.

예방점검

통풍구와 필터의 청결성: 통풍구와 공기 필터를 점검한다. 필터를 청소하거나 필요한 경우 교체한다. 필터가 제대로 끼워졌는지 확인한다.

배터리 교체: 배터리는 24개월마다 교체하여야 한다. 필요한 경우에는 더 자주 교체할 수 있다.

모델별 특정예방점검 수행: 모델별 특정 예방점검은 서비스매뉴얼을 참고하여 제조사에서 권고하는 절차에 따라 실시한다.

동작점검

배터리 전원만을 이용한 기기구동 여부: 기기의 전원선이 콘센트에 꽂혀 있을 때 ac 전원 표시등이 점등하는지 점검한다. 이후 전원선을 콘센트에서 빼고 배터리만으로 기기를 구동하여 나머지 기능점검을 수행한다. 이때 ac 전원표시등은 소등되고 배터리 표시등이 점등되어야 한다. 검사를 마무리하는 시점에는 전원선을 다시 콘센트에 연결해야 한다.

팬의 동작: 팬 날개에 이가 빠진 흔적, 뒤틀림, 녹아내림, 유실 등의 손상이 있는지 확인한다. 팬 주위가 청결한지, 팬 하우징(fan housing) 부분에 쓸린 부분이 있는지 확인한다. 제조사의 지시사항에 따라 팬 모터를 윤활한다. 참고로 모든 모터를 윤활할 필요는 없다.

온도의 정확도: 가온장치의 온도를 34 ℃로 설정한다. INCU 분석기를 사진 6-15와 같이 가온장치 중앙에 놓는다. T1, T3 온도 프로브를 반대쪽 코너에 수직적으로 놓고 T2 프로브를 방사베이비어댑터(radiant baby adapter) 아랫면에 물린다. INCU위에 방사베이비어댑터를 놓은 후 가온장치상의 가열기와 나란히 정렬한다.

피부온도프로브를 T2 센서 가까에게 놓는다. 온도가 어느 정도 안정화된 후에 INCU 상의 'SELECT' 버튼을 누른다. T2 센서 상의 측정온도는 가온장치에 나타난 온도의 0.3 ℃ 이내여야 한다. 즉, 표시된 피부온도가 34 ℃라면 측정온도는 33.7~34.3 ℃ 사이여야 한다. 36 ℃ 와

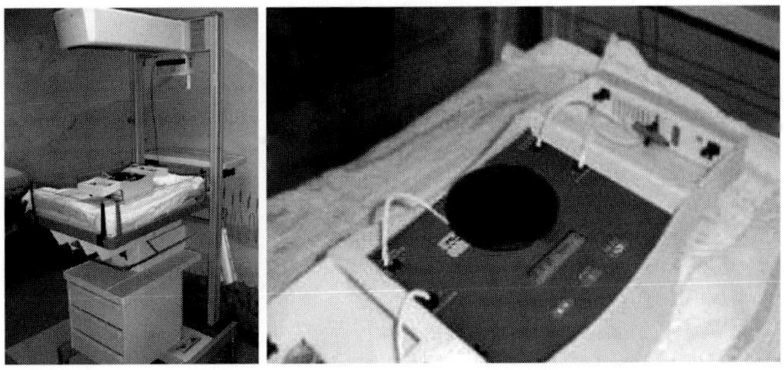

사진 6-15. INCU가 가온장치에 위치한 모습

38 ℃에서 이를 반복하여 측정한다.

온도 알람: 가온장치상의 설정온도를 최대로 조정한다. 가온장치에 온도 센서를 놓고 온도가 안정화될 때까지 기다린다. 가온장치에서 피부온도 센서를 빼내어 센서를 식혔을 때 저온도 알람(low temperature alarm)이 울리는지 확인한다. 피부온도 센서를 가온장치에 다시 놓고 온도가 안정화 될 때까지 기다린다. 센서를 가열기 가까이에 놓고 고온도 알람(high temperature alarm)이 울리는지 확인한다.

알람기능: 모든 알람이 제대로 기능하며 음량이 적절한지를 확인한다. 또한 알람 여부를 육안으로 확인할 수 있는 시각 표시기가 제대로 기능하는지 확인한다.

가온장치에서 온도 프로브를 뽑아 프로브 미연결 알람이 울리는지 확인한다. 만일 가온장치에 온도 프로브 미연결 확인 기능이 장착되어 있으면 그 기능을 활용하여 점검을 시행한다. 마지막으로 전원선을 콘센트에서 뽑아 전원 알람이 울리는지 확인한다.

모델별 특정 성능테스트 수행: 기기별로 제공되는 서비스매뉴얼을 참조하여 제조사에서 권고하는 절차에 따라 성능검사를 수행한다.

기기의 이용 재개: 기기의 이용 재개에 앞서 모든 설정을 원래의 설정에 맞게 조정한다. 모든 알람설정을 일반사용에 맞게 재설정하고 적절한 음량을 확인한다. 배터리 충전을 위해 전원선을 콘센트에 연결한다.

혈압계(Sphygmomanometer)

혈압계는 혈압을 측정하는 기기로써 커프, 한 방향 밸브가 있는 벌브(bulb), 압력계(pressure meter)로 구성되어 있다. 혈압계에는 크게 수은 혈압계와 아네로이드 혈압계가 있다. 최근에는 수은 혈압계보다 아네로이드 혈압계를 더 많이 사용하고 있다. 혈압측정은 보통 커프를 환자의 팔에 감고 동맥 흐름이 없을 때까지 부풀렸다가 천천히 커프의 공기를 빼내면서 청진기를 이용한 상완에서 혈액이 동맥을 흐를 때 나는 코르트코프음으로 측정한다. 처음 코르트코프음이 들릴 때의 압력이 수축기압(systolic pressure)이고, 더 이상 음이 들리지 않는 순간의 압력이 확장기압(diastolic pressure)이다.

권장기능 점검주기: 12개월마다

위험평가 샘플

기준: 각 범주에서 평가항목 하나를 선택한다.	기준점수	취득점수
임상적 기능		
환자와 접촉하지 않음	1	
기기가 환자와 접촉할 가능성이 있으나, 기능은 중요하지 않음	2	
기기가 환자 진단이나 직접적인 감시에 사용됨	3	3
기기가 직접적인 환자치료에 사용됨	4	
기기가 생명유지를 위해 사용됨	5	
물리적 위험		
기기 고장으로 인한 특별한 위험이 없음	1	
기기 고장으로 인해 낮은 정도의 위험이 나타날 수 있음	2	2
기기 고장으로 인해 부적절한 치료, 오진, 감시기능손상 등이 나타날 수 있음	3	
기기 고장으로 인해 환자나 사용자가 심각한 손상을 당하거나 사망에 이를 수 있음	4	
문제회피 가능성		
유지보수나 검사가 기기의 신뢰성에 영향을 주지 않음	1	
일반적인 기기 고장 양상을 예측할 수 없거나 예측이 어려움	2	
일반적 기기 고장 양상을 예측하기 어렵지만, 기기이력을 통해 기술제공자가 점검하는 동안 기기의 문제를 발견할 수 있음	3	3
일반적 기기 고장을 예측할 수 있고 예방점검을 통해 고장을 예방할 수 있음	4	
예방점검이나 검사에 대한 특별한 관련 규정이나 제조사의 권고사항이 있음	5	
사고이력		
중요한 사고이력이 없음	1	1
중요한 사고이력이 있음	2	
구체적인 점검 일정에 대한 제조사 /규제요구 사항		
권고나 규제가 없음	1	1
검사에 필요한 독립적인 수치평가적 시스템을 요구함	2	
총점:		10
검사 지정: 0.0x 0.5x 1x 2x 3x 4x (연간 검사 횟수)		1

혈압계 점검절차

추정시간: 5분

기기정보	
관리번호:	병원:
제조사:	모델:
고유번호:	위치:
점검정보	
검사기술자:	날짜:
검사유형: 도입 _______ 수리 후 _______	
사용 검사 기기: DPM 4 압력계 (또는 이와 동등한 수준의 기기) 스톱워치나 초침이 있는 시계 DPM 4와 연결하기 위한 튜빙과 커넥터 커프를 감기 위한 PVC 파이프	

점검 결과			
합격	실패	해당없음	
물리적 상태			
			기기가 깨끗하고 오염되지 않았다.
			케이스, 디스플레이, 마운트, 카트, 또는 기타 부속물에 물리적 손상이 없다.
			스위치와 조절기는 사용이 용이하며 정확히 조정되어 있다.
			디스플레이의 강도는 주간 사용에도 적절하다.
			관리번호, 라벨, 경고문구가 부착되어 있으며 쉽게 읽을 수 있다.
			주입구와 호스
			전원선, 액세서리 케이블, 충전기
			필터와 통풍구의 청결성
예방점검			
			튜빙, 커프, 호스의 상태 확인
			모델별 특정 예방점검 수행
동작점검			
			게이지 0 확인 ±1 mmHg
			공기샘 검사 ≤ 15 mmHg/min
			압력의 정확도 ±3 mmHg
			모델별 특정 성능테스트 수행

물리적 상태

일반기기 점검항목에서 언급한 것과 같이 기기의 물리적 상태를 점검한다.

전기안전

5장에서 소개한 항목에 따라 전기안전점검을 수행한다. 접지선저항, 새시누설전류를 점검한다.

예방점검

튜빙, 커프, 호스의 상태 확인: 호스와 커프에 구멍, 갈라짐, 말라 비틀어짐 등의 마모 흔적을 확인한다. 또한 모든 연결상태를 확인한다.

모델별 특정 예방점검 수행: 모델별 특정 예방점검은 서비스매뉴얼을 참고하여 제조사에서 권고하는 절차에 따라 실시한다.

동작점검

측정기(게이지) 0 확인: 커프에 압력을 가하지 않은 상태에서 혈압계의 게이지를 확인한다. 이 상태에서 압력계의 수치는 −1~1 mmHg 사이여야 한다. 0으로 돌아오지 않는 아네로이드 혈압계는 폐기한다.

누출 검사: 커프를 PVC 파이프나 견고한 원통형 물체에 감는다. DPM 4의 압력 포트에 튜빙을 연결한다. 이 튜빙에 T자형 연결 커넥터(tee)를 부착하여 호스와 커프를 연결한다. 블리드 밸브를 잠그고 커프의 압착공을 사용하여 게이지 상의 최대 압력까지 커프를 부풀린다. 1분 후 게이지를 확인한다. 이때 압력은 1분에 15 mmHg 이상 떨어져서는 안 된다.

압력의 정확도: DPM 4 상의 압력이 200 mmHg가 될 때까지 커프를 부풀린다. 혈압계상의 압력을 확인한다. 혈압계의 압력은 DPM 4 상에서 측정한 압력의 3 mmHg 이내가 되어야 한다. 예를 들어 200 mmHg 압력일때 혈압계상의 압력은 197~203 mmHg 사이여야 한다. 동일한 측정을 120 mmHg와 60 mmHg에 대해서 반복한다.

모델별 특정 성능테스트 수행: 기기별로 제공되는 서비스매뉴얼을 참조하여 제조사에서 권고하는 절차에 따라 성능검사를 수행한다.

기기의 이용 재개: 기기의 이용 재개에 앞서 모든 설정을 원래의 설정에 맞게 조정한다. 모든 알람의 음량이 일반사용에 적절한지 확인한다. 배터리 충전을 위해 전원선을 콘센트에 연결한다.

전기자극치료기(Therapeutic stimulator)

전기자극치료기는 근육의 움직임을 통제하는 신경에 전기적 자극을 가하여 근육의 수축을 유발한다. 이 기기는 전형적으로 통증 관리와 부기를 감소시키는 물리 치료에 사용된다. 전기자극치료기는 펄스 발생기, 강도조절기, 타이머로 구성되어 있으며 환자 피부에 부착한 전극을 통해 조절 전류(controlled electrical current)를 근육으로 전달한다. 흔히 전기자극치료기는 초음파 치료기(therapeutic ultrasound)와 함께 사용하고 있다.

권장기능 점검주기: 12개월마다

위험평가 샘플

기준: 각 범주에서 평가항목 하나를 선택한다.	기준점수	취득점수
임상적 기능		
환자와 접촉하지 않음	1	
기기가 환자와 접촉할 가능성이 있으나, 기능은 중요하지 않음	2	
기기가 환자 진단이나 직접적인 감시에 사용됨	3	
기기가 직접적인 환자치료에 사용됨	4	4
기기가 생명유지를 위해 사용됨	5	
물리적 위험		
기기 고장으로 인한 특별한 위험이 없음	1	
기기 고장으로 인해 낮은 정도의 위험이 나타날 수 있음	2	
기기 고장으로 인해 부적절한 치료, 오진, 감시기능손상 등이 나타날 수 있음	3	3
기기 고장으로 인해 환자나 사용자가 심각한 손상을 당하거나 사망에 이를 수 있음	4	
문제회피 가능성		
유지보수나 검사가 기기의 신뢰성에 영향을 주지 않음	1	
일반적인 기기 고장 양상을 예측할 수 없거나 예측이 어려움	2	2
일반적 기기 고장 양상을 예측하기 어렵지만, 기기이력을 통해 기술제공자가 점검하는 동안 기기의 문제를 발견할 수 있음	3	
일반적 기기 고장을 예측할 수 있고 예방점검을 통해 고장을 예방할 수 있음	4	
예방점검이나 검사에 대한 특별한 관련 규정이나 제조사의 권고사항이 있음	5	
사고이력		
중요한 사고이력이 없음	1	
중요한 사고이력이 있음	2	2
구체적인 점검 일정에 대한 제조사 /규제요구 사항		
권고나 규제가 없음	1	1
검사에 필요한 독립적인 수치평가적 시스템을 요구함	2	
총점:		12
검사 지정: 0.0x 0.5x 1x 2x 3x 4x (연간 검사 횟수)		1

전기자극치료기 점검절차

추정시간: 25분

기기정보	
관리번호:	병원:
제조사:	모델:
고유번호:	위치:
점검정보	
검사기술자:	날짜:
검사유형: 도입 _______ 수리 후 _______	
사용 검사 기기: ISA 601 전기안전분석기(Electrical Safety Analyzer) (또는 이와 동등한 수준의 기기) Fluke 199XRAY와 같은 오실로스코프 스톱워치나 초침이 있는 시계	

점검 결과				
합격	실패	해당없음		
물리적 상태				
			기기가 깨끗하고 오염되지 않았다.	
			케이스, 디스플레이, 마운트, 카트, 또는 기타 부속물에 물리적 손상이 없다.	
			스위치와 조절기는 사용이 용이하며 정확히 조정되어 있다.	
			디스플레이의 강도는 주간 사용에도 적절하다.	
			관리번호, 라벨, 경고문구가 부착되어 있으며 쉽게 읽을 수 있다.	
			주입구와 호스	
			전원선, 액세서리 케이블, 충전기	
			필터와 통풍구의 청결성	
전기안전				
			접지선저항	〈 0.3Ω
			새시누설전류	〈 100 μA 정상상태 〈 500 μA 단일고장상태
			환자누설전류	〈 100 μA B 와 BF 〈 10 μA CF
			환자선누설전류–절연검사(환자장착부에 전원인가 시)	〈 100 μA BF 〈 10 μA CF
			500V 공급 시 절연(저항)검사 (옵션)	〈 2 MΩ
예방점검				
			리드선(leads)와 전극(electrodes)의 검사	
			모델별 특정 예방점검 수행	
동작점검				
			출력의 정확도	±10%
			타이머의 정확도	±10 sec
			알람의 기능	
			모델별 특정 성능테스트 수행	

물리적 상태

일반기기 점검항목에서 언급한 것과 같이 기기의 물리적 상태를 점검한다.

전기안전

5장에서 소개한 항목에 따라 전기안전점검을 수행한다. 접지선저항, 새시누설전류를 점검한다.

예방점검

리드선과 전극의 검사: 리드선과 전극이 마모되거나 스트레인 릴리프(strain reliefs)가 부러지지 않았는지 검사한다. 전극의 부식이나 전도성겔의 축적 유무를 검사한다. 필요하다면 깨끗이 청소한다.

모델별 특정 예방점검 수행: 모델별 특정 예방점검은 서비스매뉴얼을 참고하여 제조사에서 권고하는 절차에 따라 실시한다.

동작점검

출력의 정확도: 오실로스코프 프로브를 오실로스코프의 채널 A에 연결한다. 199XRAY상의 'SCOPE' 버튼을 눌러 오실로스코프모드로 전환한다. 'A' 버튼을 눌러 채널 A에 대한 설정부로 들어간다. F3('PROBE A')을 누르고 프로브 유형을 설정한다. 전기자극치료기의 전극케이블을 스코프 프로브에 연결한다. 전기자극치료기의 파형을 연속적 사이클인 러시아파형(Russian waveform)으로 설정한다. 기기를 작동하여 출력을 20 mA로 조정한다. 스코프 상에 측정한 전류를 확인한다. 측정전류는 설정전류의 10% 이내여야 한다. 즉, 설정전류가 10 mA라면, 측정전류는 9~11 mA 사이여야 한다. 계속해서 25 mA, 50 mA, 100 mA에 대해 측정을 반복한다.

타이머의 정확도: 전기자극치료기상의 치료 시간을 1분으로 설정한다. 치료기를 작동하여 스톱워치나 초침이 있는 시계를 이용하여 시간을 측정한다. 치료 시간은 50~70초 사이여야 한다. 타이머가 멈춘 후에는 전류가 출력되지 않아야 한다.

알람기능: 모든 알람이 제대로 기능하며 음량이 적절한지를 확인한다. 또한 알람 여부를 육안으로 확인할 수 있는 시각 표시기가 제대로 기능하는지 확인한다. 스코프 프로브에 연결된 전극케이블 중 하나를 제거한 후 전극 분리 알람이 작동하는지 확인한다. 이때 노출된 전극에 접촉되지 않도록 조심한다.

모델별 특정 성능테스트 수행: 기기별로 제공되는 서비스매뉴얼을 참조하여 제조사에서 권고하는 절차에 따라 성능검사를 수행한다.

기기의 이용 재개: 기기의 이용 재개에 앞서 변경된 설정을 원래의 설정으로 재설정한다. 알람이 일반사용에 적절한 음량인지 확인한다. 배터리 충전을 위해 전원선을 콘센트에 연결한다.

초음파 치료기(Therapeutic ultrasounds)

초음파 치료기는 열적(thermal) 혹은 비열적 효과(non-thermal effects)를 유발하는 초음파를 조직에 전달하는 기기로써 일반적으로 연조직손상 시 빠른 치료를 위해 사용한다. 흡수된 음파 에너지는 조직을 가열하고 혈액의 흐름을 증가시켜 조직을 치료하고 부기를 감소시킨다. 또한 음파는 조직을 진동시켜 공동효과(cavitational effect)를 유발하여 미세 공기방울(microscopic air bubbles)을 만들게 되는데 이 공기방울을 통해 진동이 전달되어 세포막을 자극한다. 초음파 치료기는 1~3 MHz 사이의 라디오 주파수 발생기, 강도조절기, 압전변환기(piezoelectric transducer)를 포함하는 핸드피스로 구성되어 있다.

권장기능 점검주기: 12개월마다

위험평가 샘플

기준: 각 범주에서 평가항목 하나를 선택한다.	기준점수	취득점수
임상적 기능		
환자와 접촉하지 않음	1	
기기가 환자와 접촉할 가능성이 있으나, 기능은 중요하지 않음	2	
기기가 환자 진단이나 직접적인 감시에 사용됨	3	
기기가 직접적인 환자치료에 사용됨	4	4
기기가 생명유지를 위해 사용됨	5	
물리적 위험		
기기 고장으로 인한 특별한 위험이 없음	1	
기기 고장으로 인해 낮은 정도의 위험이 나타날 수 있음	2	
기기 고장으로 인해 부적절한 치료, 오진, 감시기능손상 등이 나타날 수 있음	3	3
기기 고장으로 인해 환자나 사용자가 심각한 손상을 당하거나 사망에 이를 수 있음	4	
문제회피 가능성		
유지보수나 검사가 기기의 신뢰성에 영향을 주지 않음	1	
일반적인 기기 고장 양상은 예측할 수 없거나 예측이 어려움	2	
일반적 기기 고장 양상을 예측하기 어렵지만, 기기이력을 통해 기술제공자가 점검하는 동안 기기의 문제를 발견할 수 있음	3	3
일반적 기기 고장을 예측할 수 있고 예방점검을 통해 고장을 예방할 수 있음	4	
예방점검이나 검사에 대한 특별한 관련 규정이나 제조사의 권고사항이 있음	5	
사고이력		
중요한 사고이력이 없음	1	1
중요한 사고이력이 있음	2	
구체적인 점검 일정에 대한 제조사 /규제요구 사항		
권고나 규제가 없음	1	1
검사에 필요한 독립적인 수치평가적 시스템을 요구함	2	
총점:		12
검사 지정: 0.0x 0.5x 1x 2x 3x 4x (연간 검사 횟수)		1

초음파 치료기 점검절차

추정시간: 25분

기기정보	
관리번호:	병원:
제조사:	모델:
고유번호:	위치:
점검정보	
검사기술자:	날짜:
검사유형: 도입 _______ 수리 후 _______	
사용 검사 기기: ISA 601 전기안전분석기(Electrical Safety Analyzer) (또는 이와 동등한 수준의 기기) UW5 초음파 전력계(ultrasound wattmeter) (또는 이와 동등한 수준의 기기) 스톱워치나 초침이 있는 시계	

점검 결과				
합격	실패	해당없음		
물리적 상태				
			기기가 깨끗하고 오염되지 않았다.	
			케이스, 디스플레이, 마운트, 카트, 또는 기타 부속물에 물리적 손상이 없다.	
			스위치와 조절기는 사용이 용이하며 정확히 조정되어 있다.	
			디스플레이의 강도는 주간 사용에도 적절하다.	
			관리번호, 라벨, 경고문구가 부착되어 있으며 쉽게 읽을 수 있다.	
			주입구와 호스	
			전원선, 액세서리 케이블, 충전기	
			필터와 통풍구의 청결성	
전기안전				
			접지선저항	< 0.3Ω
			섀시누설전류	< 100 μA 정상상태 < 500 μA 단일고장상태
			환자누설전류	< 100 μA B 와 BF < 10 μA CF
			환자선누설전류-절연검사(환자장창부에 전원인가 시)	< 100 μA BF < 10 μA CF
			500V 공급 시 절연(저항)검사 (옵션)	< 2 MΩ
예방점검				
			초음파 발생부 검사	
			모델별 특정 예방점검 수행	
동작점검				
			배터리 전원만을 이용한 기기구동 여부	
			출력의 정확도	±20%
			반복사용	
			타이머의 정확도	±10 sec
			알람의 기능	
			모델별 특정 성능테스트 수행	

물리적 상태

일반기기 점검항목에서 언급한 것과 같이 기기의 물리적 상태를 점검한다.

전기안전

5장에서 소개한 항목에 따라 전기안전점검을 수행한다. 접지선저항, 섀시누설전류를 점검한다.

예방점검

초음파 발생부 검사: 초음파 발생부의 연결선이 마모되거나 스트레인 릴리프(strain reliefs)가 부러지지 않았는지 검사한다. 부식이나 전도성겔의 축적 유무를 검사한다. 필요 시 깨끗이 청소한다.

모델별 특정 예방점검 수행: 기기별로 제공되는 서비스매뉴얼을 참조하여 제조사에서 권고하는 절차에 따라 예방점검을 수행한다.

동작점검

출력의 정확도: 검사에 앞서 UW5가 수평이 되도록 한다. 필요한 경우 기기 하단에 있는 수평 조절 잭을 사용한다. 변환기 콘을 변환기 내부통에 있는 마운팅 핀에 올려놓는다. UW5 내부통에 850 ml ± 50 ml의 탈이온수 (de-ionized water)나 탈기수(degassed water)를 채운다. 물의 온도는 실내온도와 같아야 한다. UW5를 켜고 수온이 검사실 온도에 안정화되도록 5분 정도 기다린다. 'ZERO' 버튼을 눌러 전력계를 0에 맞춘다.

UW5 내부 통위에 적절한 크기의 중심 고정대를 설치한다. 초음파 발생부를 UW5 내부 통과 중심이 맞고 수직이 되도록 집어넣은 후 물속에 완전히 잠기게 한다. 지속적 순환주기(continuous duty cycle)상에서 초음파 치료기를 작동하고 출력은 최대로 설정한다(사진 6-16). UW5 상의 초음파 출력을 측정한다. 측정 출력은 설정 출력의 20% 이내여야 한다. 예를 들어 설정 출력이 20 W라면, 측정 출력은 16~24W 사이여야 한다. 이후 모든 주파수에 대해 출력을 측정한다.

순환주기: 출력이 10W, 지속적(100%)순환주기(continuous duty cycle) 상에서 초음파 치료를 시작한다. 이때 UW5 상의 출력은 거의 10W가 되어야 한다. 순환주기를 50%로 조정하면 전력계상의 초음파 출력이 설정값의 50%(5W)로 떨어지는지 확인한다. 이후 모든 순환주기에 대해 출력을 확인한다.

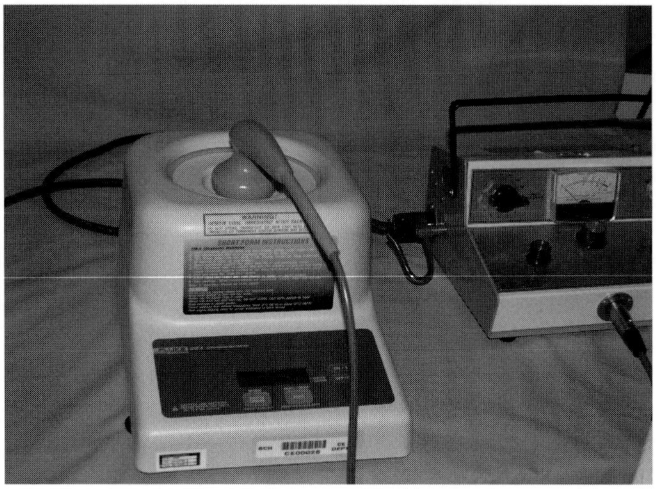

사진 6-16. HW5를 이용해 초음파 출력을 측정하는 모습

타이머의 정확도: 치료기 상의 치료 시간을 1분으로 설정한다. 치료기를 작동시키고 스톱워치나 초침이 있는 시계를 이용하여 치료 시간을 측정한다. 이때 치료 시간은 50~70초 사이여야 한다. 타이머가 멈추면 치료기의 작동도 멈추는지 확인한다.

알람기능: 모든 알람이 제대로 기능하며 음량이 적절한지를 확인한다. 또한 알람 여부를 육안으로 확인할 수 있는 시각 표시기가 제대로 기능하는지 확인한다. 초음파에서 초음파 발생부 케이블을 분리한 후 초음파 발생부 분리 알람이 작동하는지 확인한다.

모델별 특정 동작검사 수행: 기기별로 제공되는 서비스매뉴얼을 참조하여 제조사에서 권고하는 절차에 따라 검사를 수행한다. 측정이 끝난 후에는 박테리아 증식이나 오염된 물에 인한 손상을 방지하기 위해 UW5 내부 통에 있는 물을 기기 전면 하단에 있는 배수관을 이용하여 완전히 제거한 후 보관한다.

기기의 이용 재개: 기기의 이용 재개에 앞서 변경한 설정을 원래의 설정으로 변경한다. 모든 알람의 음량이 일반사용에 적절한지 확인한다.

인공호흡기(Ventilator)

인공호흡기는 호흡능력이 떨어지거나 호흡이 충분하지 못한 환자에게 기계적으로 폐에 공기를 주입하고 빼내는 기기이다. 대부분의 인공호흡기는 양압을 사용하여 폐에 공기를 주입한다. 인공호흡기는 일반적으로 호흡서킷(breathing circuit), 통제 시스템(control system), 모니터, 알람, 내부 압축기(compressor)나 압축가스용기로 연결된 외부 연결이나 병원의 중앙 가스 공급 시스템의 배출구(outlet)로 연결된 가스로 구성되어 있다.

권장기능 점검주기: 6개월마다

위험평가 샘플

기준: 각 범주에서 평가항목 하나를 선택한다.	기준점수	취득점수
임상적 기능		
환자와 접촉하지 않음	1	
기기가 환자와 접촉할 가능성이 있으나, 기능은 중요하지 않음	2	
기기가 환자 진단이나 직접적인 감시에 사용됨	3	
기기가 직접적인 환자치료에 사용됨	4	
기기가 생명유지를 위해 사용됨	5	5
물리적 위험		
기기 고장으로 인한 특별한 위험이 없음	1	
기기 고장으로 인해 낮은 정도의 위험이 나타날 수 있음	2	
기기 고장으로 인해 부적절한 치료, 오진, 감시기능손상 등이 나타날 수 있음	3	
기기 고장으로 인해 환자나 사용자가 심각한 손상을 당하거나 사망에 이를 수 있음	4	4
문제회피 가능성		
유지보수나 검사가 기기의 신뢰성에 영향을 주지 않음	1	
일반적인 기기 고장 양상은 예측할 수 없거나 예측이 어려움	2	
일반적 기기 고장 양상을 예측하기 어렵지만, 기기이력을 통해 기술제공자가 점검하는 동안 기기의 문제를 발견할 수 있음	3	
일반적 기기 고장을 예측할 수 있고 예방점검을 통해 고장을 예방할 수 있음	4	4
예방점검이나 검사에 대한 특별한 관련 규정이나 제조사의 권고사항이 있음	5	
사고이력		
중요한 사고이력이 없음	1	
중요한 사고이력이 있음	2	2
구체적인 점검 일정에 대한 제조사 /규제요구 사항		
권고나 규제가 없음	1	
검사에 필요한 독립적인 수치평가적 시스템을 요구함	2	2
총점:		17
검사 지정: 0.0x 0.5x 1x 2x 3x 4x (연간 검사 횟수)		2

인공호흡기 점검절차

추정시간: 50분

기기정보	
관리번호:	병원:
제조사:	모델:
고유번호:	위치:
점검정보	
검사기술자:	날짜:
검사유형: 도입 _______ 수리 후 _______	

사용 검사 기기: ISA 601 전기안전분석기(Electrical Safety Analyzer) (또는 이와 동등한 수준의 기기)
VT PLUS HF 인공호흡기 분석기 (또는 이와 동등한 수준의 기기)
테스트 폐(test lung)
VT PLUS HF에 연결하기 위한 호스와 커넥터

점검 결과				
합격	실패	해당없음		
물리적 상태				
			기기가 깨끗하고 오염되지 않았다.	
			케이스, 디스플레이, 마운트, 카트, 또는 기타 부속물에 물리적 손상이 없다.	
			스위치와 조절기는 사용이 용이하며 정확히 조정되어 있다.	
			디스플레이의 강도는 주간 사용에도 적절하다.	
			관리번호, 라벨, 경고문구가 부착되어 있으며 쉽게 읽을 수 있다.	
			주입구와 호스	
			전원선, 액세서리 케이블, 충전기	
			필터와 통풍구의 청결성	
전기안전				
			접지선저항	< 0.3Ω
			섀시누설전류	< 100 μA 정상상태 < 500 μA 단일고장상태
			환자누설전류	< 100 μA B 와 BF < 10 μA CF
			환자선누설전류-절연검사(환자장착부에 전원인가 시)	< 100 μA BF < 10 μA CF
			500V 공급 시 절연(저항)검사 (옵션)	< 2 MΩ
예방점검				
			통풍구와 필터의 청결성	
			튜빙의 교체	
			24개월마다 배터리 교체	
			모델별 특정 예방점검 수행	
동작점검				
			배터리 전원만을 이용한 기기구동 여부	
			가스용기와 조절기(regulator)	
			호스, 튜빙, 커넥터 확인	
			유량의 정확도	±10%
			호흡수	
			I:E 비율	
			압력의 정확도	±10%
			호기말 양압(PEEP)	
			산소의 정확도	±2%
			알람의 기능	
			모델별 특정 성능테스트 수행	

물리적 상태

일반기기 점검항목에서 언급한 것과 같이 기기의 물리적 상태를 점검한다.

전기안전

5장에서 소개한 항목에 따라 전기안전점검을 수행한다. 접지선저항, 새시누설전류를 점검한다.

예방점검

통풍구와 필터의 청결성: 통풍구와 공기 필터를 점검한다. 필터를 청소하거나 필요한 경우 교체한다. 필터가 제대로 끼워졌는지 확인한다.

튜빙의 교체: 필요에 따라 내부 튜빙과 필터를 교체한다. 튜빙 교체는 제조사의 지침에 따라 실시한다.

배터리 교체: 배터리는 24개월마다 교체하여야 한다. 필요한 경우에는 더 자주 교체할 수 있다.

모델별 특정 예방점검 수행: 기기별로 제공되는 서비스매뉴얼을 참조하여 제조사에서 권고하는 절차에 따라 예방점검을 수행한다.

동작점검

배터리 전원만을 이용한 기기구동 여부: 기기의 전원선이 콘센트에 꽂혀 있을 때 ac 전원표시등이 점등하는지 점검한다. 이후 전원선을 콘센트에서 빼고 배터리만으로 기기를 구동하여 나머지 기능점검을 수행한다. 이때 ac 전원표시등은 소등되고 배터리 표시등이 점등되어야 한다. 점검을 마무리하는 시점에는 전원선을 다시 콘센트에 연결해야 한다.

가스용기와 조절기(regulator): 가스용기(cylinders)와 조절기의 상태를 확인한다. 개별 가스용기를 분리하고 용기 요크(cylinder yoke) 상에 인덱스 핀(index pins)이 있는지 확인한다. 용기에 올바른 색코드(color coding)와 라벨링이 되어 있는지 확인하고 유효기간을 점검한다. 용기를 교체하고 병원 가스 시스템의 호스를 차단한다. 인공호흡기를 끈 상태에서 개별 용기를 열어 압력을 확인한다. 만약 압력이 500 psi 이하라면 교체해야 한다. 용기를 잠그고 용기 측정기 상의 압력이 일정한지 확인한다.

튜빙, 커프, 호스의 상태 확인: 외부 호스, 튜빙, 그리고 각종 컨넥터에 갈라짐이나 말라비틀어짐 등의 마모 흔적을 확인한다. 또한 모든 컨넥터가 단단히 연결되어 있는지 확인한다.

유량의 정확성: VT PLUS HF를 켜서 예열시킨다. 분석기에 연결된 모든 호스를 빼고 키를 눌러 압력과 유량을 0로 만든다. 분석기 상에서 '8'('SETUP')을 눌러 셋업 메뉴로 전환한다. 화살표 키를 사용하여 'Gas Settings'를 지정하고 'MODIFY' 키를 누른다. 다시 화살표 키를 사용하여 'GAS TYPE'을 지정하고, 'MODIFY' 키를 눌러 사용하는 가스를 선택한다. 이경우 일반적으로 공기, 산소를 선택한다. 필요한 가스 온도, 주변 온도(ambient temperature), 가스의 상대습도를 입력한다. 설정 변경을 위해, 파라미터를 지정하고 'MODIFY' 키를 누른다. 분석기 전면의 숫자키를 사용하여 새로운 값을 입력하고 'ENTER' 키를 누른다. 'BACK' 키를 눌러 분석기의 측정 화면으로 전환한다. VT PLUS HF 교정모드(correction mode) 설정을 인공호흡기 제조사에서 사용한 것과 일치시킨다(서비스매뉴얼을 참고하기 바람). 환자 호흡서킷(patient breathing circuit)을 인공호흡기에 연결한다. 환자 튜빙의 Y관을 VT PLUS HF 분석기 오른쪽 상단에 있는 높은 흐름 주입구(high flow inlet)에 연결한다.

저항과 탄성 설정 메뉴를 선택한 후 인공호흡기를 사용하는 환자의 상태에 가장 근접하는(예를 들면, 저항=Rp20, 탄성=C20) 테스트 폐 저항과 탄성값을 입력한다. 테스트 폐를 분석기 왼쪽 상단에 있는 배기구에 연결한다(사진 6-17). '2'('VOLUME')를 눌러 분석기 상의 유량 화면(volume screen)으로 전환한다. 일회호흡량(tidal volume)을 200 mL, 호흡수를 25 breaths/min, 흡기대호기 비율을 1:2로 설정하고 인공호흡기를 작동시킨다. 인공호흡기는 설정된 유량을 안정적으로 전달하는데 몇 분이 걸릴 수 있다. 측정한 유량은 설정 유량의 10% 이내여야 한다. 예를 들어 일회호흡량을 200mL로 설정할 경우 측정한 일회호흡량은 180~220 mL 사이여야 한다. 이에 대한 측정을 일회호흡량 1300 mL, 호흡수 8 breaths/min에서 반복한다. 이 경우 일회호흡량은 1170~1430 mL 사이여야 한다.

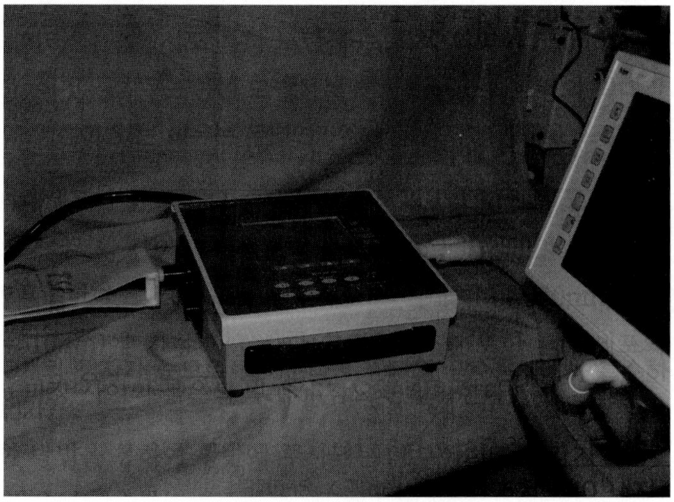

사진 6-17. VT PLUS HF에 연결된 테스트 폐와 인공 호흡기

호흡수: VT PLUS HF 분석기와 인공호흡기를 위와 같이 설정한다. 분석기 화면에서 호흡수를 확인한다.

I:E 비율: VT PLUS HF 분석기와 인공호흡기를 위와 같이 설정한다. 분석기 화면에서 흡기대호기 비율(inspiration to expiration ratio)을 확인한다.

압력의 정확도: VT PLUS HF 상의 '1'('PRESSURE')을 눌러 압력 화면으로 전환한다. 인공호흡기에 압력통제모드(pressure control mode)가 있으면 압력 40 cmH_2O, 호흡수 6 breasths/min를 입력하고 이 모드가 없으면 일회호흡량 1000 mL, 호흡수 6 breaths/min을 입력한다. 인공호흡기를 작동한다. 분석기(analyzer)에서 측정한 압력을 인공호흡기상에 표시되는 압력과 비교한다. 측정압력은 표시되는 압력의 10% 이내여야 한다. 예를 들어 설정압력이 40 cmH_2O이면, 측정압력은 36~44 cmH_2O 사이가 된다.

호기말 양압(PEEP): 유량통제모드(volume control mode)로 전환한 후 일회호흡량을 1000mL, 호습수를 6 breaths/min으로 설정한다. 인공호흡기를 작동시킨다. 인공호흡 동안 압력게이지를 관찰한다. 실험이 끝나면 호기시 압력게이지는 0이 되어야 한다. 호기말 양압(PEEP, post expiratory end pressure)을 10 H_2O로 설정하여 실험한다. 이 경우 게이지는 0이 아닌 10 cmH20로 떨어져야 한다. VT PLUS HF를 사용하여 실제 호기말 양압(PEEP)을 측정한다. 호기말 양압(PEEP)은 압력 화면에 표시된다.

산소의 정확도: VT PLUS HF를 사용하여 산소농도(oxygen concentration)를 측정에 앞서 센서가 산소농도를 올바르게 측정하는지 100% 산소를 이용하여 확인한다. 만약 오차가 발생하면 VT PLUS HF의 매뉴얼에 따라 산소교정(oxygen calibration)을 시행한다.

오차가 없는 경우에는 산소센서를 호흡서킷(breathing circuit)에서 제거하고 약 5분 정도 실내 공기 중에 센서를 노출시킨다. 이때 실내 공기 중에 산소는 21%로 나타난다. 제조사 권고 절차에 따라 센서를 교정한다. 교정 후 센서를 다시 호흡서킷에 연결하고 일회호흡량 1000mL, 호흡수 6 breaths/min, 흡기대호기 비율 1:2로 설정한 후 인공호흡기를 작동한다. VT PLUS HF 상의 '3'('O_2')을 눌러 산소 화면으로 전환하면 산소 퍼센티지가 표시된다. 이 수치를 인공호흡기에 표시된 수치와 비교한다. 측정된 산소 퍼센티지는 표시된 수치의 2% 이내여야 한다. 즉, 산소가 100%일 경우 측정 산소의 퍼센티지는 최소 98%이어야 한다.

알람의 기능: 모든 알람이 제대로 기능하며 음량이 적절한지를 확인한다. 또한 알람 여부를 육안으로 확인할 수 있는 시각 표시기가 제대로 기능하는지 확인한다.

호흡서킷에서 산소센서를 제거한 후 실내 공기 중에 노출시킨다. 저산소알람(low O_2 alarm)을 30%로 설정하고 알람이 작동하는지 확인한다. 다시 산소센서를 호흡서킷에 연결하고 알람을 이전의 설정으로 돌려놓는다. 기기로 연결되는 산소 연결을 제거하고 저산소압알람(low O_2

pressure alarm)이 작동하는지 확인한다. 다시 산소를 기기로 연결하여 알람을 없앤다. 다른 가스에 대해서도 알람기능을 확인한다.

일회호흡량 1000 mL, 호흡수 6 breaths/min, 흡기대호기 비율(I:E ratio)을 1:2로 설정하고 인공호흡기를 작동한다. 인공호흡 동안의 최대 기도압(maximum airway pressure)을 확인한다. 최고 압력 제한치(high pressure limit)를 흡기압(inspiratory pressure) 첨두치보다 낮은 약 10 cmH_2O로 설정한다. 만약 첨두 흡기압이 40 cmH_2O라면 최고 압력 제한치를 30 cmH_2O로 설정한다. 압력이 제한치에 이르면 인공호흡기가 즉시 동작을 멈추고 호기를 시키는지 확인한다. 또한 알람이 울리는지 확인한다. 최고 알람 제한치를 이전 설정으로 되돌리고 알람을 없앤다. 환자서킷에서 호흡관을 제거하여 저압 알람(low pressure alarm)이 작동하는지 확인한다.

모델별 특정 성능테스트 완료: 기기별로 제공되는 서비스매뉴얼을 참조하여 제조사에서 권고하는 절차에 따라 성능테스트를 수행한다.

기기의 이용 재개: 기기의 이용 재개에 앞서 변경한 설정을 원래의 설정으로 변경한다. 모든 알람의 음량이 일반사용에 적절한지 확인한다. 배터리 충전을 위해 전원선을 콘센트에 연결한다.

Appendix
여러 기준

의료기기의 안전한 사용을 보장하기 위해 이행해야 하는 것. 의료기기 유지보수 프로그램은 자국 내 모든 기준에 부합하거나 이를 넘어설 필요가 있다. 따라서 이 프로그램을 실행함에 있어 모든 관련 기준을 검토해야 한다. 다음 내용들은 의료기기 전문가들이 숙지해야할 여러 기준에 관한 사항이다.

IEC 60601-1

국제전자기술위원회(International Electrotechnical Commission, IEC)는 전자산업에서의 표준화를 촉진하기 위해 조직된 기구이다. IEC 60601-1[의료전자기기(Medical electrical equipment) -Part 1: 기본적인 안전과 필수적인 동작에 대한 일반적으로 필요한 조건]에서는 안전한 의료기기 디자인에 대한 문제를 논의하고 안전한 제조기준(manufacturing practices)에 대한 기초를 제공한다.

이 기준은 주로 의료기기를 디자인하고 제조하는데 사용된다. 2005년도에 60601-1 세 번째 판(third edition)이 발표되었다. 여기서는 의료기기의 안전을 위해 일반적으로 필요한 조건과 명확한 근거 기준을 제시할 뿐만 아니라 위험관리와 같은 제조과정에서의 필요조건을 결합시켜 놓았다. 또한 환자와 운용자의 안전에 직접적인 영향을 미칠 수 있는 필수적인 작동에 대한 개념을 언급하고 있다. 이 기준을 통해 의료기기와 관련한 위험을 명확히 하고 개별 위험에 대한 받아들일 수 있는 정도에 대한 근거가 마련되었다. 이와 더불어 만약 위험이 받아들일 수 있을 정도로 최소화되었는지를 결정할 수 있는 객관적인 실험을 제시하고 있다. 이 기준은 의료기기 뿐만 아니라 전반적으로 적용되는 안전에 대한 주제를 다루고 있기 때문에 독자적으로 적용되기보다는 의료기기의 유형에 따라 더 구체적인 기준들과 함께 적용되어야 한다.

60601 기준은 부수적 기준과 특별한 기준을 포함하고 있다. 부수적 기준은 상위 기준에 부가적인 필요조건들을 담고 있다. 그러나 이 기준들도 사실상 일반적인 내용이기 때문에 상위 기준과 같이 모든 의료기기에 적용할 수 있다. 특별한 기준은 상위 기준과 부수적 기준(collateral standard)의 예외적인 부분을 포함하는데 이를 기기 유형에 따라 나타내고 있다. IEC 60601은 상위 기준이고 부수적인 기준은 60601-1-xx로, 특별한 기준들은 60601-2-xx로 명기된다. 여기서 xx는 특별한 내용임을 의미한다. IEC 60601-1은 의료기기의 제조사에서 이용하며 이 기준에 의해 제조되는 의료기기는 철저한 안전과 동작검사가 진행되기 때문에 품질이 보증된 기기로 인정받게 된다.

IEC 62353

IEC 62353은 전자산업에서 표준화를 촉진하기 위해 조직된 국제전자기술위원회(International Electrotechnical Commission)에서 공표한 국제기준이다. 이 기준은 사용에 앞서 의료기기를 점검하거나, 유지보수 서비스 후, 주기적인 안전점검에 대해 다룬다. 이 기준은 전기적 안전을 검사하는 방법과 제한치 등에 관련된 정보를 명확히 제공하며 보호접지저항, 누설전류, 장착부누설전류, 절연저항을 측정하는 구체적인 측정방법이 나와 있다. 용어에 대한 정의는 다음과 같다:

보호접지저항(protective earth resistance): 접지선저항(ground wire resistance)라고도 불리며 기기의 도전부(conductive part)와 전원플러그의 접지부 사이의 저항

기기누설전류(leakage current): 전원에서 보호접지선(protective earth conductor)이나 기타 도전부를 통해 접지로 흐르는 전류

장착부누설전류(applied part leakage current): 리드선누설전류라고도 불리며 전원에서 장착부나 환자리드선으로 흐르는 전류

절연저항(insulation resistance): 전원과 보호접지(protective earth), 전원과 도전부 혹은 전원과 환자리드선 사이의 절연저항으로 절연저항(insulation resistance)은 전압과 측정된 전류로 계산된다. IEC 62353에서는 전기적 안전 검사를 위해 명확한 제한치를 두고 있는데 보호접지 저항은 300 mW를 넘어서는 안 되며 직접 측정 방식을 사용하는 Class I 의료기기의 누설전류는 500 μA를 넘어서는 안 된다; Class II 의료기기의 누설전류는 100 μA를 넘어서는 안 된다. 전기적 안전 검사에 대해서는 이 책의 5장의 전기적 안전에 자세하게 기술되어 있으니 참고하길 바란다. 그리고 IEC 62353에서는 검사할 기기의 안전과 관계된 기능도 검사해야 한다고 명시하고 있다. 하지만 어떤 기능을 검사해야 하는지 혹은 얼마나 자주 검사해야 하는지에 대해서는 명시하고 있지 않다. 그리고 안전점검에 대한 것들을 서류화 시켜야 한다고 명기하고 있다.

NFPA 99

국제방화규격협회(National Fire Protection Agency)는 화재, 전기적 안전, 건물 안전에 대한 표준과 규약(codes)을 제시하는 국제기구이다. NFPA 건물 규약(building codes)은 미국에서 채택되었고, NFPA 99는 의료기관 내에서의 전기적 위험, 폭발, 화재 등의 위험을 최소화하기 위한 규약을 명시하고 있다. 이에 건물 전기 시스템, 진공과 가스 시스템, 에너지 관리 등을 포함하는 의료기관 내의 화재 안전의 거의 모든 측면을 다루고 있다. 그러나 많은 나라에서는 이 NFPA 99를 화재규약의 일부분만 채택하고 있다. NFPA 99에서는 의료기기의 동작, 유지보수 및 병원에서 사용되는 의료기기를 검사하는 방법 등 의료기기 관련 기술자들에게 유용한 사항을 다루고 있다. 전기안전점검에 관련해서는 수치로써 명기하고 있다. 예를 들어 NFPA 99 section 8.4의 경우 의료기기의 접지선저항은 0.5W 이하가 되어야 하고 새시누설전류(chasis leakage current)는 300 μA를 넘어서는 안 된다고 명시하고 있다.

The Joint Commission

공동위원회(Joint Commission)는 미국 내 보건의료조직(health care organizations)을 평가하고 승인하는 규제기관이다. 공동위원회의 임무는 공공성의 성격을 가진 보건의료의 안전과 질을 향상시키는 것이다. 현재 공동위원회에서는 규제의 준수를 위해 예고 없는 조사방식이 사용하며 매년 의료 관련 품질 사안에 대해 미국 환자 안전 목표를 공표하고 있다. 이 목표는 향후 공동위원회의 규제내용이 된다. 공동위원회의 규제는 환자를 돌보는 환경에 관한 내용을 다루며 그 안에서 특별히 의료기기, 의료기기의 유지보수, 의료기기의 위험을 최소화하는 방법에 대해 다루고 있다. 미국 내에서 사용되는 하나의 일반적인 기준은 계획된 예방점검을 실시하는 것으로 공동위원회에서는 생명 보조 기기의 경우 100%의 계획된 예방점검 실시를 요구하고 있으며, 비생명유지장치도 최소한 90%는 계획된 예방점검을 실행할 것을 요구하고 있다.

ㅇ

ㅈ

ㅊ

ㅋ

ㅌ

ㅍ

ㅎ

A

B

C

T

U

V

W